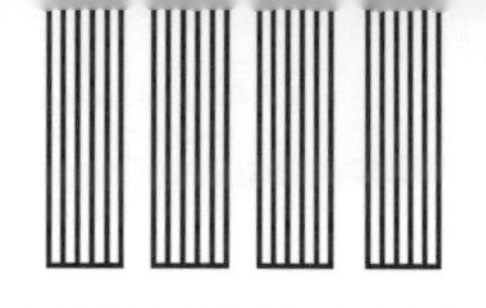

1 0 4

臺北市復興北路三八六號

三民書局股份有限公司收

姓名：　　　性別：□男　□女

出生年月日：西元　　年　　月　　日

地址：

電話：（宅）　　（公）

E-mail：

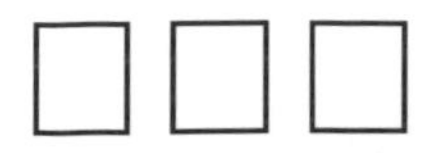

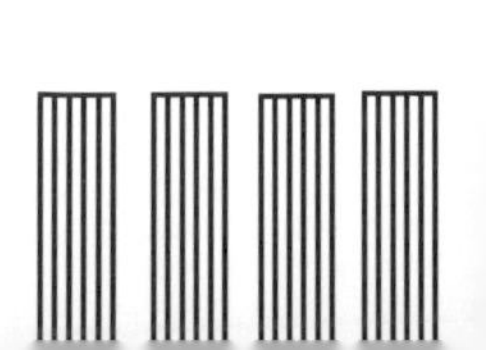

代中醫論叢・臨床診斷類

腎炎中醫論治

余明哲、范玉櫻　編著

東大圖書公司

國家圖書館出版品預行編目資料

腎炎中醫論治／余明哲，范玉櫻編著.－－初版一刷.
－－臺北市；東大，2002
面；　公分－－(現代中醫論叢. 臨床診斷類)
ISBN 957-19-2716-3　(平裝)

1. 方劑學(中醫)　2. 中醫特別療法

3. 腎臟-疾病

414.65　　91014049

網路書店位址　http : // www. sanmin. com. tw

編著者　余明哲　范玉櫻
發行人　劉仲文
著作財產權人　東大圖書股份有限公司
臺北市復興北路三八六號
發行所　東大圖書股份有限公司
地址／臺北市復興北路三八六號
電話／二五〇〇六六〇〇
郵撥／〇一〇七一七五──〇號
印刷所　東大圖書股份有限公司
門市部　復北店／臺北市復興北路三八六號
重南店／臺北市重慶南路一段六十一號
初版一刷　西元二〇〇二年九月
編　號　E 41023
基本定價　參　元
行政院新聞局登記證局版臺業字第〇一九七號

ISBN　957-19-2716-3　(平裝)

編寫說明

腎小球腎炎是以雙側腎小球受累為主要病變的疾病，可分為原發性和繼發性兩大類。原發性腎小球腎炎是指原發病變在腎小球，臨床上出現以腎小球病變（如尿異常改變、水腫、高血壓、血液化學成分改變及腎功能異常等）為主的症狀和體徵；繼發性腎小球腎炎，是指全身性或系統性疾病中出現的腎小球病變，臨床上除具備腎小球病變的症狀與體徵之外，還有全身性的症狀和體徵。根據1985年第二屆中華腎臟病學術會議修訂的腎小球腎炎的臨床分型，原發性腎小球腎炎臨床可分為急性腎小球腎炎、急進性腎炎、慢性腎小球腎炎、腎病綜合徵及隱匿性腎小球疾病；繼發性腎小球腎炎臨床可分為狼瘡性腎炎、紫癜性腎炎、澱粉樣變腎病、糖尿病腎病等。本書著重介紹急、慢性腎小球腎炎。

急、慢性腎小球腎炎是臨床常見病、多發病，患病率較高，特別是慢性腎炎由於其發病原因及發病機理迄今尚未完全清楚，導致其臨床治癒率、緩解率較低，給患者帶來極大痛苦，甚至危及生命，故而本病的理論與臨床研究愈來愈受到醫學界的重視。目前，西醫對本病無特效療法，主要採取對症治療，近幾十年來，中醫工作者採用中醫辨證論治觀點對急、慢性腎小球腎炎進行了多方面深入細緻的探討，運用中醫藥治療取得了比較顯著的療效。為了進一步推動中醫藥在急、慢性腎炎治療上的運用，造福於廣大患者，我們查閱了大量文獻資料，系統收集了近20年來當代中醫醫家臨床診治急、慢性腎炎之名方、驗方、有效良方以及臨床效果顯著的中醫外治療法，並根據中醫辨證論治，提供了這些方藥和療法的系統資料，編成本書，以供從事腎炎之臨床、科研的同道參考、借鑒。

編者於
北京中醫藥大學
元培科學技術學院

腎炎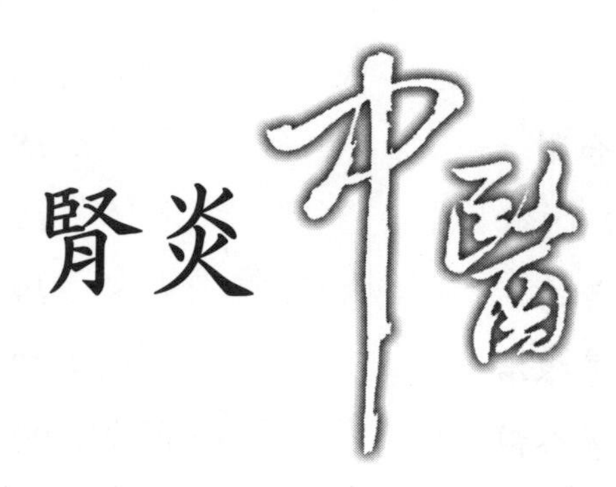論治

目　次

第一章　急性腎小球腎炎

急性腎小球腎炎又簡稱急性腎炎，是由鏈球菌或其他細菌感染後的免疫反應所引起的雙側腎臟瀰漫性腎小球損害，多見於兒童及青少年，臨床以血尿、蛋白尿、少尿、水腫、血壓增高及程度不等的腎功能損害為主要表現，起病急，病情輕重不一，經過治療，大多預後良好，一般在數月至 1 年內痊愈。部分病例未及時恢復，可緩慢發展為慢性腎炎。

急性腎炎多屬中醫學「水腫」之「陽水」範疇，主要由於先天稟賦不足、後天飲食失節、勞逸不當、調理失宜，導致脾胃虧虛，又因六淫外襲，瘡毒內陷所致。根據病史和臨床症狀，本病可分為病變發展期（急性期）和恢復期兩個階段：急性期主要指有外感表證及水腫、少尿、血尿、蛋白尿等；恢復期一般臨床症狀已消除，主要為鏡檢紅細胞不消失或少量尿蛋白的存在。中醫治療本病，常根據急性期外邪、濕熱毒蘊的特點，分別施以宣肺解表、清熱利濕、解毒等法，病情進入恢復期，則調補與祛邪併用，以補腎健脾、培元固本為主，清熱利濕為輔。另外，「瘀血」作為病理產物貫穿於疾病始終，故在本病治療的各階段，常配合活血化瘀藥物。

一、急性期

(一)風水泛濫

1. 益蛻合劑 ❶

【藥物組成】益母草、蟬蛻、連翹、赤小豆、茯苓皮、生薑皮、桑

---

❶ 楊有風，〈益蛻合劑治療急性腎小球腎炎100例報告〉，《廣西中醫藥》，1985，(2)：11～13。

白皮、防己。

【加減變化】若發熱咽喉紅腫，加板藍根、黃芩；皮膚感染者加紫花地丁、金銀花；血尿嚴重加白茅根、茜草、梔子；尿中白血球增加者，加黃柏、穿心蓮；血壓高者加鈎藤、牡蠣、夏枯草；水腫嚴重加薏苡、冬瓜皮、車前子；尿蛋白增多者加黃芪、白朮、黨參、玉米鬚。水腫消退後改用六君子湯加黃芪、淮山，或左歸丸、補中益氣湯、當歸補血湯等以鞏固療效。分型治療：風水型，治以宣肺利水，本方加麻黃、金銀花；水濕型，治以滲濕利水，本方加豬苓、澤瀉、大腹皮、薏苡；濕鬱熱盛型，治以清熱解毒，利水消腫，本方加紫花地丁、厚朴、大腹皮、木通。

【功效】發表利水。

【適應病症】適應於急性腎小球腎炎急性期風水型。臨床表現皮膚水腫，以顏面為著，尿少色黃，周身困重，或有發熱惡寒，頭暈心悸，咳嗽氣喘，納呆腹脹，舌淡紅、苔白潤，脈浮或弦細。

【用藥方法】水煎服，每日1劑。

【臨床療效】治療急性腎炎100例，結果痊癒83例，占83%；好轉15例，占15%；無效2例，占2%。總有效率98%。

【經驗體會】急性腎小球腎炎屬於中醫學的「陽水」、「風水」、「皮水」等範疇，是由風、寒、濕邪外襲犯肺，肺主一身之氣，肺氣不宣，不能通調水道下輸膀胱，影響水液的輸佈排泄而形成水腫。脾主運化水濕，而腎主水，腎為水之關，關門不利則聚水而浮腫。根據其發病原因和病機當採用疏表宣肺、清熱解毒、活血化瘀、利濕消腫治法，擬益蛻合劑為基本方，方用益母草活血化瘀、行血消癰、利尿消腫，動物實驗證明，其對血小板聚集、血小板血栓形成及紅血球的聚集性均有抑制作用，並可改善腎臟血液循環，增加血流量，擴張血管，消除尿蛋白和抗菌消炎。蟬蛻具有疏風清熱、抗菌消炎、鎮痙、鎮靜、抗過敏作用，對消除尿蛋白有一定作用。連翹具有透表清熱解毒、消腫散結，對溶血性鏈球菌具有抑制作用。生薑皮具有溫陽利水作用，能促進腎小球毛細血管血液循環，增加血液回流量，提高濾過率，有利尿作用。桑白皮具有瀉肺平喘、利水消腫作用。赤小豆具有利水消腫、解毒排膿，對金黃色葡萄球菌、溶血鏈球菌等有抑制作用。防己具有疏風、止痛、利水消腫並有鎮靜、抗炎、抗過敏及降壓作用。茯苓皮具有行氣、利水、滲濕作用，含有茯苓酸、蛋白質、卵磷脂等物質，能利尿消腫，並能促進鈉、鉀、氯等電解質排出。臨床實踐證明此方無副作用，但在疾病後期水腫消退後，宜改用補中益氣丸、六君子湯、左歸丸、右歸丸、六味地黃丸等以鞏固療效，防止復發。

2. 消風散 ❷

【藥物組成】 荊芥、防風、牛蒡、當歸、白朮各10克，蟬衣、生甘草、木通各5克，苦參、生地、茺蔚子各10～20克，知母5～10克，石膏20～30克。

【加減變化】 水腫明顯加茯苓皮、車前子；瘡瘍加紫花地丁、蒲公英。

【功效】 疏風清熱，利濕止癢。

【適應病症】 急性腎炎急性期風水型，主要表現為上呼吸道感染後出現水腫，來勢急驟，以顏面為重，或有發熱惡風，咽痛，咳嗽氣喘，體倦乏力，尿量減少，舌紅苔黃，脈浮數，或有血壓增高，尿檢陽性。

【用藥方法】 每日1劑，水煎分服，15天為1療程。

【臨床療效】 治療100例，經服藥1療程後，痊癒（臨床症狀體徵消失，尿檢正常）81例；顯效（臨床症狀體徵消失，尿蛋白、紅血球均在+以下）10例；有效（臨床症狀體徵減輕，尿檢蛋白大於+，紅血球、白血球均大於+）5例；無效4例。總有效率96%。

【經驗體會】 急性腎炎的病機多為風熱傷肺，肺失宣疏，水溢肌膚

❷ 張爐高等，〈消風散治療急性腎炎100例〉，《浙江中醫雜誌》，1986，(9)：392。

而成水腫。水濕屬陰，濕阻易於瘀滯，故本病先從風熱外襲發展為痰濕內阻，筆者以消風散治療，其意在於此。若過早誤補，則留邪以致遷延不癒。消風散具有疏風清熱，除濕止癢作用，主要用於濕疹、風疹等皮膚疾病，移治於急性腎炎，鮮見報導。筆者認為，方中荊芥、防風、蟬衣平疏風宣肺，石膏、知母、苦參、牛蒡清熱瀉肺，當歸、生地、茺蔚子涼血消瘀，白朮、甘草、木通和中利水，且歸、地、朮、草四藥補中而安內。綜觀全方，以驅「風、熱、瘀、濕」諸邪外出為主，邪祛而不傷正。而急性腎炎患者每「風、熱、瘀、濕」四者相兼，故運用本方主治，最為合拍。

3. **癒腎湯** ❸

【藥物組成】生黃芪20克，防己6克，益母草30克，澤蘭8克，丹參15克，白花蛇舌草20克，白茅根20克，連翹12克。

【加減變化】若蛋白尿明顯者，倍用黃芪；血尿明顯者，倍用茅根；浮腫明顯者，倍用黃芪、益母草。

【功效】補氣活血解毒。

【適應病症】急性腎炎、慢性腎炎急性發作。臨床表現為水腫較重，皮膚光亮，小便短少，或伴有表證者。

【用藥方法】水煎服，每日1劑。

【臨床療效】治療急慢性腎炎56例，其中完全緩解35例，基本緩解14例，無效7例，總有效率87.5%。

【經驗體會】腎炎的常見症狀是浮腫、尿少、尿檢出現蛋白不易消失等。故本方首選黃芪、防己，以利水消腫，益氣健脾，消除尿蛋白。腎炎的病理變化，主要表現在局部腎組織的增生、變性、纖維化，營養不良改變，或萎縮，這些病理變化，可能是中醫「瘀滯」的實質。以活血化瘀為主的方藥治療腎炎，對於改善腎功能，消除尿蛋白，較單純的

❸ 張馨炳，〈癒腎湯治療腎炎56例〉，《江蘇中醫雜誌》，1987，(12)：539～540。

益氣、健脾、補腎等法療效好，較單用激素、消炎痛、環磷醯胺、氮芥副作用少，且療效鞏固。本方選用丹參、澤蘭、益母草等活血祛瘀藥，意即在此。且丹參與生黃芪為伍，不僅有助於發揮活血祛瘀藥的作用，且能改善高凝狀態和腎功能，調節免疫和代謝，促進組織的修復和再生。腎炎的發生、復發及遷延不癒，往往與感染密切相關，故本方選用白花蛇舌草、連翹、白茅根，以清熱解毒，活血利尿。其中白茅根尚有涼血止血作用，多用於血尿，服後尿多腫消，血壓下降，尿檢亦漸次正常。在具體運用本方時，可在辨證分型的基礎上，靈活加減，從而獲得較好療效。

4. 加減澤漆湯 ❹

【藥物組成】 澤漆、澤瀉各30克，半夏、紫菀、前胡各12克，黃芩、茯苓、白朮各15克，桂枝、甘草各6克，生薑5片。

【加減變化】 浮腫明顯加大腹皮、茯苓皮；血尿嚴重加白茅根、仙鶴草；尿蛋白+++以上加芡實、金櫻子；血壓偏高加石決明、鈎藤；恢復期去黃芩，加菟絲子、枸杞、黨參、黃芪。

【功效】 清熱宣肺，利水消腫。

【經驗體會】 主用於急性腎小球腎炎急性期風邪犯肺，肺氣鬱閉，水液不佈。症見全身浮腫，皮色光亮，肢節煩痛，發熱咳嗽，胸悶憋氣，咽痛口苦，納呆腹脹，頭暈嘔吐，尿少便乾，舌淡紅、苔黃膩，脈滑數，尿檢異常者。

【用藥方法】 水煎服，每日1劑，2週為1療程。

【臨床療效】 治療80例，臨床痊癒（症狀體徵消失，腎功能正常，連續3次尿常規檢查正常）66例，好轉14例。

【經驗體會】 急性腎炎是由溶血性鏈球菌感染所引起的免疫反應性疾病，屬於中醫「水腫」範疇。初期多為肺失通調，脾失轉輸，水濕泛

❹ 呂雲釗，〈加減澤漆湯治療急性腎炎〉，《四川中醫》，1991，(11)：25。

濫所致，故方中用紫菀、前胡、半夏宣肺降逆、通調水道；澤漆、澤瀉、茯苓、白朮、生薑、桂枝健脾利濕，化氣行水；黃芩、甘草清熱解毒，對溶血性鏈球菌有抑制作用。但在腎炎後期，應去清熱解毒之品，加健脾益腎之品，以利於後期恢復。

5. 風水消 ❺

【藥物組成】炙麻黃5～10克，連翹10～20克，杏仁4～10克，赤小豆12～30克，桑白皮10～30克，炙甘草3克，生薑3～10克，大棗2～4枚，魚腥草30～60克，具體用量因年齡和病情而異。

【功效】疏散風熱，發汗利水。

【適應病症】適用於急性腎小球腎炎急性期風水型。臨床表現為全身水腫，皮膚光亮，以顏面較為明顯，伴發熱惡風，時有咳嗽，咽痛，倦怠乏力，四肢沉重，腰痠痛，口乾欲飲，納食欠佳，小便黃少，明顯則紅赤，大便乾結，脈浮數，苔薄黃，尿檢蛋白陽性，鏡下可見紅血球、管型。

【用藥方法】水煎服，每日1劑，10天為1療程。

【臨床療效】治療30例，其中顯效（臨床症狀消失，尿檢正常）24例；好轉（臨床症狀消失或改善，尿檢進步）5例；無效（臨床症狀改善不明顯，尿檢無進步）1例。

【經驗體會】急性腎炎屬於中醫學「腎水」、「腎風」等範疇，主要為感受外邪，邪氣內入於肺，久鬱不解，鬱而化熱，毒熱內生，肺失宣降，三焦水道失於通調，風水相搏乃成。風為百病之長，因風性輕揚、善行而數變，風水相搏，故水腫始於目面，迅速遍及全身。本方中麻黃連翹赤小豆湯具有開上導下、宣利三焦、發汗利水、清熱解毒作用。魚腥草具有清熱解毒、利尿消腫的作用，桑白皮、杏仁瀉肺止咳，炙甘草、生薑、大棗能顧護胃氣。因本方作用切中了急性腎炎的主因和病機，故

❺ 李培旭等，〈風水消治療急性腎炎30例〉，《中醫研究》，1992，(3)：33。

有良效，一般只需服用3～6劑，水腫、蛋白尿、高血壓即可控制。實驗研究表明本方能有效地消除感染病灶、改善腎小球的通透性，降低急性腎炎高血壓，減少體內水鈉瀦留，減少血容量。另外，由於脾腎虛弱也是本病的發生之因素，因此在本病的恢復期，應根據病情調補脾腎。

6.宣肺解毒湯 ❻

【藥物組成】生麻黃3～5克，炙杏仁9～12克，桑白皮12～15克，二花15～30克，連翹15～30克，冬葵子30～50克，河白草30～50克，柄石葦50～100克。

【加減變化】腰痛加川斷、杜仲；陰虛加太子參；氣虛加黨參、生黃芪；水腫較明顯者加車前子、防己、路路通；瘀血加丹參、琥珀；肉眼血尿加白茅根、丹皮、仙鶴草、旱連草；尿蛋白++以上加重柄石葦、黨參、生黃芪；脾虛者加白朮。

【功效】宣肺解毒。

【適應病症】用於急性腎炎急性期風水型。臨床表現顏面水腫，明顯則全身浮腫，伴咳嗽氣喘，咽喉腫痛，腹脹納差，腰痛乏力，煩熱口苦，脈細數，苔黃，尿檢陽性，或血壓增高。

【用藥方法】水煎服，每日1劑。

【臨床療效】治療94例，治癒87例。僅6例因間斷治療而轉為慢性，1例因失去聯絡情況不詳。治癒率92.55%。

【經驗體會】急性腎炎多發於青少年，發病急，病程短，做到早期診斷，及時採取治療，預後良好，治療較易。若失治、誤治可能轉為慢性而纏綿難癒。本病雖與肺脾腎相關，但病位主要在腎。治雖然在肺，但解毒消炎也不失為本病治療之大法。故方用生麻黃、杏仁、桑白皮宣通肺氣，疏通三焦水道；二花、連翹、河白草、冬葵子、柄石葦以解內

❻ 曹慎江，〈宣肺解毒湯為主治療急性腎炎94例〉，《實用中西醫結合雜誌》，1992，(6)：333。

隱之邪毒。在宣肺解毒的基礎上，宜根據不同的病情，隨症加減，以縮短療程，提高療效。

7.麻黃連翹赤小豆湯 [7]

【藥物組成】麻黃3～10克，連翹、桑白皮、扁豆、苡米、車前子、蠶砂各10～30克，杏仁、生薑皮各5～10克，赤小豆、白茅根、益母草、土茯苓各30～60克。

【加減變化】浮腫重者加地膚子、澤瀉各10～15克；血尿重者去生薑皮，加生地、小薊各10～15克。

【功效】外散表邪，內清濕熱。

【適應病症】適用於急性腎炎急性期風水型。臨床表現為發病急驟，小便短少，面目及全身浮腫，納差食少，精神不振，舌質淡紅，苔白潤，脈浮滑，尿中可檢出蛋白、紅血球、管型。

【用藥方法】水煎服，每日1劑，15天為1療程。

【臨床療效】治療急性腎炎水腫75例，結果近期治癒46例（平均服藥10天，浮腫消退時間最短為3天，最長為7天，平均為5.5天，尿蛋白消失時間平均為8.4天，紅血球消失時間平均為10天，管型消失平均為8.2天），占61%；好轉23例，占30%；無效6例，占9%。

【經驗體會】急性腎炎起病急驟，小便短少，面目及全身浮腫，屬於中醫風水證。其病為外受風邪，皮毛閉塞，肺失宣降，失其通調水道、下輸膀胱之職，濕熱內蘊，氣機壅滯，三焦不利，失其決瀆之能；風邪濕熱，內外相引，氣化受阻，津液失運，聚而成水，留置肌膚，而成尿少浮腫之症。故治療當表散外邪，宣降肺氣，內清濕熱，疏暢三焦。方中麻黃、連翹、杏仁、桑白皮、生薑皮、車前子解表散邪，宣降肺氣，通調水道、下輸膀胱之職。赤小豆、白茅根、蠶砂、益母草、扁豆、苡

[7] 夏遠錄，〈麻黃連翹赤小豆湯加味治療急性腎炎水腫75例臨床觀察〉，《江西中醫藥》，1993，(2)：34。

米、土茯苓內清濕熱，疏暢三焦，助其決瀆通利之能。全方表裏同治，寒熱並調，在外之表邪疏散，在裏之濕熱清利，肺氣宣降，三焦暢通，氣化正常，小便通利，浮腫消退。故用來治療急性腎炎能收到利尿消腫之滿意療效。

8.三草湯 ❽

【藥物組成】魚腥草、車前草、益母草、桑白皮、冬瓜皮。

【加減變化】發熱者加銀花、連翹；咽痛者加大力子、白殭蠶；咳嗽者加浙貝、杏仁；血壓高者加鈎藤、夏枯草；血肌酐、尿素氮偏高者加生大黃；血尿者加仙鶴草、小薊；尿蛋白、紅血球難消者加黃芪、三七。

【功效】宣肺利咽止咳，活血利尿消腫。

【適應病症】用於急性腎小球腎炎急性期風水型。臨床表現為先有惡寒發熱，咽痛咳嗽，繼之出現顏面、肢體水腫，小便量少，色黃赤，口苦納呆，苔黃膩，脈弦細或滑數，尿檢有紅血球、蛋白、管型。

【用藥方法】水煎服，每日1劑。

【臨床療效】治療54例，浮腫在1週內消退者7例，2週內消退者12例，3週內消退者10例，4週內消退者20例，4週以上者5例。尿蛋白在1週內減少者8例，2週內減少者10例，3週內減少者12例，4週內減少者14例，4週以上者10例；尿紅血球在1週內減少者5例，2週內減少者7例，3週內減少者10例，4週內減少者12例，4週以上20例。

【經驗體會】急性腎炎好發於兒童和青少年，因其發病前大多有發熱咽痛咳嗽等外感症狀，繼之出現尿少浮腫，故屬於中醫學「風水」範疇。本方中魚腥草、桑白皮、冬瓜皮，具有宣肺利咽止咳，兼以利水消腫之功；車前草利水消腫，且不傷陰，兼能清肺化痰止咳；益母草活血化瘀，兼有利水消腫。在治療上，一定要堅持「以清為主、一清到底」

❽ 董聖群，〈三草湯治療急性腎炎54例〉，《浙江中醫學院學報》，1993，(5)：20～21。

的原則，初起時選用辛涼，待外邪已清之時，擬酌用滋陰補腎，如六味地黃丸等以善其後，忌用溫燥和苦寒之品。長期蛋白尿、紅血球難以消退者，可用生黃芪、三七，以保護腎臟，促進蛋白尿、紅血球消失。若扁桃體腫大，並經藥物治療不效者，可行扁桃體摘除術。對腎功能不全者，加用生大黃通腑瀉濁，有利於病情的好轉。急性腎炎的尿少、浮腫症狀，先於尿中蛋白、紅血球好轉，而尿中尤以紅血球的消失更為困難。當尿量增加、浮腫消退時，而腎臟的實質損害仍未完全恢復。因此，在臨床中不能單純以症狀作為腎炎治療的判斷依據。

9. 地膚子湯 ❾

【藥物組成】地膚子15克，蘇葉6克，蟬退9克，薄荷3克，杏仁6克，桔梗6克，茯苓皮15克，車前子9克，瞿麥12克，澤瀉12克，白茅根30克。

【加減變化】感染重者加知母、黃柏；血尿重者重用白茅根、萹蓄；血壓不降可加用黃芩、夏枯草。

【功效】祛風除濕，利尿消腫。

【適應病症】適用於急性腎炎急性期風水型。臨床表現為水腫較重，伴發熱惡風，咽痛口乾，或身起癮腫，小便短少、紅赤，大便乾燥，舌質淡紅、苔薄黃，脈滑數，尿檢可見紅、白血球、蛋白、管型，血壓增高。

【用藥方法】每日1劑，水煎服。療程12～36天。

【臨床療效】治療71例，完全緩解60例，占84.5%；基本緩解10例，占14%；好轉1例，占1.5%。總有效率100%。

【經驗體會】急性腎炎屬於中醫「陽水」範疇。小兒腎氣未充，脾常不足，肺臟嬌嫩，感於風寒，傷於濕氣，容易導致腎元化氣，脾不制水，肺氣閉塞，輸佈失調，水道不行，滲注絡脈，溢於皮膚，發為水腫。

---

❾ 從雨生，〈地膚子湯治療急性腎炎71例〉，《實用中西醫結合雜誌》，1993，(5)：270。

故其治則為：因於風者治當發散，所謂「開鬼門」之法；因於濕者，治當滲利，所謂「潔淨府」；因於風濕兩傷者，治當上下分消。多數急性腎炎患兒屬於風濕兩傷型，故用地膚子湯主之，既有發散又有滲利，具有上下分消之功。

10.麻桂蘇蟬白朮湯 ⑩

【藥物組成】 麻黃、桂枝、蘇葉各10克，蟬衣6克，白朮30克，生薑3片。

【功效】 發表散寒利水。

【適應病症】 急性腎小球腎炎急性期風水型有風寒表證者。表現為肉眼血尿或鏡下血尿、蛋白尿，血壓升高，顏面浮腫，肢節痠重，惡風寒，發熱，咳嗽，苔薄白，脈浮。

【用藥方法】 水煎服，每日1劑。

【臨床療效】 治療急性腎小球腎炎84例，風寒表證在2.45 ± 1.2天內改善，水腫在4.34 ± 1.27天內退盡，尿常規在15.12 ± 3.50天內轉陰，併發症出現率為1.2%，遷延率為3.6%。

【經驗體會】 急性腎小球腎炎是泌尿系統常見疾病之一。儘管治癒率很高，但良好的治療，對於促進疾病康復，減輕腎功能損害，防止遷延復發及後遺症的出現，具有十分重要的意義。因此，對於此類患者，筆者採用麻桂蘇蟬白朮湯治療，方中麻黃發汗解表，取桂枝調和營衛，配蘇葉、蟬衣宣通氣機，配白朮、生薑健脾利水，諸藥合用，共奏「開鬼門、潔淨府」，宣上達下之功。臨床實踐證明本方能促進水腫消退和尿常規轉陰，並能減少急性腎功能不全等併發症的出現，防止其遷延復發，是治療急性腎炎的良方。

---

⑩ 陳濤等，〈麻桂蘇蟬白朮湯對急性腎炎治療作用的探討〉，《實用中西醫結合雜誌》，1994，(2)：132～133。

11.疏風宣肺湯 ⓫

【藥物組成】麻黃、杏仁、浮萍、桔梗、防風、石膏、枇杷葉、豆豉、黃梔子。

【加減變化】浮腫重加茯苓、車前子、通草；風寒偏重加桂枝；風熱偏重加桑白皮、蘆根，重用石膏；血尿重加大薊、小薊、藕節炭、白茅根；高血壓加夏枯草、鈎藤、黃芩；熱毒偏重加金銀花、蒲公英、紫花地丁；風毒上受加土牛膝、魚腥草、山豆根、牛蒡子。

【功效】疏風宣肺，利水消腫。

【適應病症】急性腎小球腎炎急性期風水型。臨床表現為感受外邪後，邪犯肺衛，肺失宣降而發熱惡風，面浮身腫，肢節煩痛或痠重，咳嗽氣喘，咽痛口乾，尿少色紅，苔白，脈浮或浮數或弦，尿檢陽性。

【用藥方法】水煎服，每日1劑。

【臨床療效】治療54例，痊癒48例，占88.89%；好轉4例，占7.4%；無效2例，占3.8%。總有效率96.2%。

【經驗體會】急性腎炎屬中醫「水腫」的「陽水」範疇。水化為氣，氣又化為水，水與氣互相轉化，保持水液代謝平衡，水液的氣化不僅依賴腎的溫化，脾的運化，還要依靠肺氣的肅降宣化，通調水道，如果風邪襲表，皮毛閉塞，鬱遏衛陽，肺氣宣肅功能失調，不能通調水道，下注膀胱，則水濕之邪鬱於肌膚之間。《素問・至真大論》曰：「諸氣憤鬱，皆屬於肺」。這為急性腎炎風水之證，從肺施治提供了理論根據。疏風宣肺不但重在發汗，而宣肺還可通陽利水。疏風宣肺藥大多味辛，如麻黃辛溫宣肺，配石膏一清一宣，杏仁、枇杷葉微辛微苦入肺理氣，辛能開，苦能降，令肺氣壅塞得以宣通，清肅之令得以行，三焦水道通暢無阻；豆豉辛甘苦，和中化濁，合梔子善瀉熱，用以「宣其陳腐鬱熱」。實踐證

⓫ 胡克明，〈疏風宣肺湯治療急性腎炎54例臨床觀察〉，《浙江中醫學院學報》，1995，(4)：14～15。

明急性腎炎的水腫，凡臨床涉及肺經的，皆可從肺論治，完全符合水腫病「其本在腎，其標在肺」。急性腎炎並非細菌直接感染腎臟，而是由於感染後變態反應引起的腎小球損害，特別是上呼吸道及皮膚感染和腎炎的發生有著密切關係，這和肺開竅於鼻，肺合皮毛，喉為其繫的理論相吻合，急性腎炎從肺治之，採用疏風宣肺、清熱解毒藥控制感染以達到根治也是正確的。同時疏風宣肺藥，經過實踐又是抗過敏抗變態反應的有效藥物，證明急性腎炎從肺論治以疏風宣肺施治不僅和現代科學理論相符，而理論實踐上都是一致的。

12.祛風通絡利腎湯 ⑫

【藥物組成】桂枝、木通、通草各10克，防風、蟬蛻、枳殼各12克，赤芍、川牛膝各5克，馬鞭草、土茯苓、車前草、薏苡仁各18克。

【加減變化】若嘔吐，去薏苡仁、枳殼，加白豆蔻6克，川藿香12克；尿血去赤芍、川牛膝，加白茅根、藕節各24克；咽喉痛去桂枝、蘇葉，加射干、銀花各12克；形寒肢冷去馬鞭草、木通，加乾薑10克，附片12克。

【功效】祛風通絡利腎。

【適應病症】急性腎小球腎炎急性期風水型。

【用藥方法】每日1劑，頭煎以水500ml，煎汁200ml；二、三煎各以水300ml，煎汁150ml。間隔6～8小時服1煎，忌食生冷腥膩之物。1～5歲用1/2，5～10歲用上述量3/4，10歲以上同上述量。

【臨床療效】治療30例，其中治癒（尿檢及血常規化驗轉正常，浮腫、腎區叩痛消失，舌黯、滑膩苔退盡，脈轉和緩，隨訪半年以上無復發者）27例；有效（尿檢管型消失、蛋白減少++以上，紅、白血球各減少+以上，血常規化驗轉正常，血色素上升10克/L以上，浮腫、腎區叩

⑫ 韋能定，〈祛風通絡利腎湯治療急性腎小球腎炎30例〉，《浙江中醫雜誌》，1995，(11)：500。

痛減2/3，舌黯、滑膩苔及脈弦澀或濡、滑象均減半）2例；無效（尿、血常規化驗或脈、舌、症好轉一項，但不及有效者）1例。總有效率96.7%。

【經驗體會】現代醫學認為急性腎小球腎炎的病理變化主要是抗原物質進入機體後刺激免疫系統為生的免疫複合體沈積在腎小球基底膜上引起腎小管痙攣、缺血、水腫等。這種病理變化符合中醫認為該病是由風毒搏結、腎絡攣急、水濕停聚、絡脈凝阻所致的分析，故擬祛風通絡利腎湯，用桂枝、防風、土茯苓、蟬蛻祛風解毒，赤芍、川牛膝化瘀通絡，桂枝配赤芍又可舒緩攣急，枳殼、苡仁化濕開結，馬鞭草、車前草、通草、木通利水除濕。現代藥理研究亦證明：桂枝、防風、蟬蛻有緩解腎小管痙攣，清除致敏原作用；苡仁、車前草、枳殼、木通、通草、茯苓、馬鞭草具清除腎小球內免疫複合體及水、濕、瘀等病理產物之功；赤芍、川牛膝能擴張腎小管，改善腎組織供血，促進炎症吸收和修復病損組織。服本方尚未發現明顯的毒副作用。

13.複方蟬蛻飲 [13]

【藥物組成】蟬蛻10克，殭蠶10克，地龍、白蘚皮、地膚子、漢防己各12克，浮萍10克，赤芍15克。

【加減變化】風寒感冒加麻黃6克，蘇葉6克；風熱感冒加桑葉10克，連翹15克；扁桃體膿性感染加野菊花12克，紫花地丁30克，土茯苓12克；浮腫明顯者加茯苓12克，澤瀉15克，豬苓12克，白朮15克；邪熱內侵、濕熱壅盛者加滑石15克，淡竹葉12克，白茅根30克，小薊30克。

【功效】疏風清熱，滲濕解毒，活血化瘀。

【適應病症】急性腎小球腎炎急性期風水型。主要表現為眼瞼浮腫，如臥蠶狀，繼之全身浮腫，全身關節痠重疼痛，小便量少、色紅赤或多

[13] 渠慎全，〈複方蟬蛻飲治療急性腎小球腎炎26例臨床觀察〉，《河北中醫》，1997，(5)：13。

沫，咳嗽，發熱惡寒，脈浮弦，血壓增高，或尿檢異常。

【用藥方法】水煎和勻，分2次口服，每日1劑。

【臨床療效】治療26例，其中痊癒（臨床症狀及體徵消失，尿常規連續3次正常，高倍鏡下查尿管型消失，24小時尿蛋白定量0.2克以下）14例，占53%；顯效（臨床症狀消失，尿常規大致正常，偶見少量蛋白或紅血球或管型，24小時尿蛋白定量減少為50%，症狀穩定1年以上）顯效8例，占30%；有效（臨床症狀基本消失，而尿常規檢查有異常，但各項指標均持續減少，24小時尿蛋白定量減少25%以上）2例，占7.7%；無效（臨床症狀體徵及實驗室檢查均無明顯改善或進一步惡化）2例，占7.7%。總有效率79.1%。

【經驗體會】急性腎小球腎炎屬中醫「風水」範疇，傳統的治療原則為解表利尿。近年來又補充了活血解毒，活血化瘀等方法。從現代醫學角度分析，本病多發生在溶血性鏈球菌感染後，以腎臟瀰漫性腎小球損害為主的免疫反應性疾病。其病理變化過程中，存在抗原抗體、免疫複合物沈積，血管通透性改變，從而造成血尿、蛋白尿等變化。因此抗過敏，減輕免疫反應，提高免疫力是本病的治療途徑之一。複方蟬蛻飲中蟬蛻味鹹甘寒，鎮靜解痙，文獻報導有較顯著的消除尿蛋白作用。漢防己消炎、抗過敏，擴張血管、降壓，刺激垂體－腎上腺皮質系統。地龍鹹寒，通經絡，利小便，並可消除頑固性蛋白尿。殭蠶、地膚子、白蘚皮疏風清熱，利濕解毒。赤芍既能抗炎，又能擴張脈絡，改善血流，從而消除腎臟之發炎及瘀滯。由於血水同源，「血不利則為水」，故佐活血化瘀之赤芍，能有效改善腎臟循環血量，促進腎功能恢復，亦有利於消除水腫。諸藥配合，全方共奏疏風清熱，滲濕解毒，活血化瘀之效。

在實踐中我們體會到，就病因與療效關係而言，有明顯感染史者，一旦感染控制，則療效明顯佳。就年齡與療效關係而言，凡兒童患者則療程短、療效好，而成人則療程長、療效稍差。就病程與療效關係而言，病程短者療效好，反之則效果差。

14.啟牖疏渠湯 ⓮

【藥物組成】麻黃、杏仁、連翹、金銀花、桑白皮、豬苓、澤瀉、防己、大腹皮各10克，赤小豆20克，白茅根、茯苓皮、益母草各30克，炙甘草6克。

【加減變化】惡風發熱表證存在者加蘇葉、防風各10克；伴有腮腺炎加柴胡10克，生石膏30克；咽喉腫痛加桔梗、射干各10克；嘔吐加半夏15克，生薑3片；喘者加葶藶子15克；血尿加小薊10克；血壓偏高加茺蔚子10克，鈎藤15克；皮膚感染濕疹膿疥加土茯苓30克；濕氣腫滿，下肢腫明顯，肢體沈重，胸悶腹脹，納呆便溏者去甘草，加半夏15克，白蔻仁6克，厚朴10克，苡仁20克；腎功能異常者加商陸20克。

【功效】宣肺解表，清熱解毒，利水消腫。

【適應病症】急性腎小球腎炎急性期風水型。

【用藥方法】以上為成人量，兒童減半，水煎服2次，1日1劑，7日為1療程。

【臨床療效】治療120例，其中痊癒（全身症狀消失，尿常規3次檢查無異常者）114例，占95%；好轉（全身症狀消失，尿常規檢驗未完全恢復正常）好轉6例，占5%。

【經驗體會】急性腎小球腎炎是與感染性有關的免疫性疾病，尤以溶血性鏈球菌「致腎炎菌株」感染之後多見，這種前驅感染常是咽峽炎、皮膚化膿性感染，引起腎小球毛細血管的免疫性炎症，使毛細血管腔變窄、閉塞，並損害腎小球濾過膜而出現血尿、蛋白尿、管型尿等。由於腎小球濾過率下降，水鈉儲留而致水腫。中醫認為風邪、濕熱或瘡毒入侵，致肺、脾、腎三臟功能失常而引起此病。肺主皮毛，為人身之藩籬，

⓮ 洪子熹等，〈自擬啟牖疏渠湯治療急性腎小球腎炎120例臨床小結〉，《光明中醫》，1998，(2)：37。

故病邪首先犯肺，肺失宣降，不能通調水道，下輸膀胱，氣化不及州都，水氣失於節制，溢於肌表，形成水腫，故病雖在腎，重在治肺。啟牖疏渠湯是宗《素問》「開鬼門，潔淨府」的治療大法。啟牖者，即開敞門窗，令空氣流暢，肺氣宣通，則肅降自如，氣化能及州都，水邪自無留滯；疏渠者，即疏通溝澤，使水濕流逝，以免揚波泛濫。《張氏醫通》開鬼門以麻、柴、荊、防、蔥白等；潔淨府以苓、澤、木通、防己、葶藶子等。本方基本套用了張氏的方藥，並結合仲景麻黃連翹赤小豆湯加減組成。考《傷寒論》麻黃連翹赤小豆湯，雖為濕熱發黃而設，實寓「開鬼門，潔淨府」之旨，為後世治療水腫開闢了先河。方中麻黃宣肺，開腠發汗，使邪以外解；肅肺行水，通調水道，使邪以下解，是一藥而二功俱備。近代研究麻黃能通行血脈，宣暢氣機，使百脈朝會，治節復用。杏仁助麻黃宣肺肅肺，又能下氣降逆，麻杏同用，則相得益彰。連翹、金銀花清熱解毒，具有廣譜抗菌、抗病毒作用，阻止不良免疫反應所致的腎臟損害。桑白皮瀉肺行水，與麻黃合用，一溫一寒，一散一瀉，陰陽互濟，殊途同歸。赤小豆、防己逐濕行水，疏導經絡之滯，配澤瀉、豬苓直利水道，加苓腹二皮下氣寬中，利水消腫，共建「潔淨府」之功。白茅根性味甘寒，清熱涼血，制約麻黃之發散，專其力於通調，協助桑白皮利肺，降逆行水。近代研究，白茅根能緩解腎小球血管痙攣，使腎血流量及腎濾過率增加而產生利尿效應。同時使腎缺血改善，腎素產生減少，血壓恢復正常，故對急性腎炎療效較好。益母草活血祛瘀，利水消腫，改善腎功能和血液循環，增加腎血流量，協同宣肺、利水諸藥，上宣下達，促進水液代謝，迅速排除水鈉儲留，消除免疫複合物的堆積。炙甘草培脾扶正，調和諸藥。綜合全方，集汗法、利法、活血解毒於一體，共建治療急性腎炎之奇功。

15.腎腫消合劑 ⑮

【藥物組成】蘇葉、桑白皮、荊芥、防風、金銀花、蒲公英、黃芪等。

【加減變化】若患兒舌質紅苔黃膩，加用白茅根15克，蘆根10克，牛膝9克；若舌質淡苔薄白，加用黨參12克，當歸6克，白朮9克，益母草9克。

【功效】宣肺解表，益氣健脾，清熱解毒。

【適應病症】急性腎小球腎炎急性期風水型。

【用藥方法】水煎內服，每日1劑。煎成300ml溶液，每日分3次溫服。病情好轉後，劑量減半。

【臨床療效】治療42例，其中痊癒（臨床症狀及體徵消失，各項理化檢查均正常）34例；好轉（臨床症狀及體徵基本消失，腎功能正常，血、尿常規雖較前好轉，但仍未恢復正常）8例。無效（臨床症狀及體徵無明顯改善，各項理化檢查未見好轉或反而惡化）0例。痊癒率85%，總有效率100%。

【經驗體會】急性腎小球腎炎屬中醫「水腫」中「風水、陽水」範疇。中醫認為，本病的病因，多因在正氣虛衰的基礎上，感受外邪，風寒濕熱瘡毒，氣滯血瘀使肺、脾、腎三臟氣化功能失調，導致水腫、高血壓的形成。腎腫消合劑為易慶旭老中醫在多年治療腎病過程中總結出的有效方藥，方中荊芥、蘇葉、桑白皮宣肺瀉肺，起到提壺揭蓋、疏通水之上源作用；黃芪益氣健脾，改善運化水濕功能；金銀花、蒲公英清熱解毒；蘇葉、防風、荊芥還有抗過敏、增強免疫功能的作用。採用腎腫消方劑為中醫辨證治療急性腎炎，病例痊癒時間短，痊癒率高。

---

⑮ 莫煒明，〈腎腫消合劑為主治療急性腎小球腎炎療效觀察〉，《廣西中醫藥》，1998，(5)：16。

㈡濕熱（毒）內蘊

1. 七味治腎湯 ⓰

【藥物組成】白茅根、土茯苓各100克，夏枯草25克，桑白皮15克，大腹皮、小薊各12克，蟬蛻10克。

【加減變化】風水泛濫型加連翹、杏仁、蘇葉；惡寒噁心加竹茹、藿香；水濕浸漬型加白朮、商陸、萆薢；腹脹、噯氣、食少加枳殼、青皮；濕熱蘊結型加木通、車前子、薏苡仁、滑石；口苦、浮腫加柴胡、澤瀉；胸悶納呆加佩蘭、厚朴；血尿反覆不癒加丹參、琥珀末；尿蛋白不消加黃芪、白朮、山藥、鎖陽；合併高血壓加鈎藤、珍珠母、石決明、草決明。

【功效】清熱涼血，利水消腫。

【適應病症】急性腎炎急性期。症見大量血尿，高血壓，伴腰痠腰痛或有水腫，胸悶腹脹，咳嗽咽痛，或有發熱惡寒，頭痛身痛，舌質紅，苔黃，脈滑數或浮數。

【用藥方法】水煎服，每日1劑。

【臨床療效】治療急性腎炎79例，其中痊癒65例，占82.28%；顯效8例，占10.13%；好轉5例，占6.33%，無效1例，占1.27%。總有效率98.73%。

【經驗體會】急性腎炎相當於中醫學「風水」、「陽水」等範疇，多因感受外邪，肺氣失宣，不能通調水道所致。七味治腎湯方中以土茯苓清利濕毒，白茅根、大腹皮利水消腫，桑白皮瀉肺利水，蟬蛻宣肺解表，夏枯草清熱解毒、平肝熄風，小薊祛瘀生新、引火歸經。隨症加減，合而為用，共奏其效。

⓰ 王玉等，〈七味治腎湯加減治療腎炎79例療效分析〉，《吉林中醫藥》，1985，(2)：14。

2. 複方白茅根湯 ⑰

【藥物組成】白茅根30克，黃芩、黃柏、浮萍、蟬蛻各9克，金銀花15克，連翹12克。

【功效】清熱解表，利水消腫。

【適應病症】適用於急性腎炎濕熱內蘊，症見小便色紅赤，或黃少，鏡檢可見紅血球、管型或蛋白，或有水腫，發熱惡風，口苦心煩，頭暈目眩，口淡不渴，舌苔黃，脈數。

【用藥方法】水煎服，每日1劑。

【臨床療效】治療急性腎炎50例，結果平均降壓時間為5.2天，退熱為2.1天，消腫6.5天，尿檢恢復正常11.5天。

【經驗體會】急性腎炎屬於中醫水腫的「陽水」的範疇，其病位雖與肺、脾、腎三臟關係最為密切，但在急性階段以肺、脾二臟為主，故治療宜宣肺清熱、燥濕利水。方中蟬蛻、浮萍疏風解表，宣肺行水，寓「開鬼門」之意，即開驅邪在表之門戶；黃芩、二花、連翹清熱解毒，熱清則肺氣自宣，化源自利，水道自通；黃芩、黃柏燥濕解毒，濕去則脾能健運，水濕得散；白茅根入血分，清熱涼血下五淋，與黃芩、黃柏相配，清除在裏之邪，使水濕從下而去。全方具有清熱涼血、宣肺利水、燥濕解毒之功，故臨床療效滿意。

3. 複方益腎合劑 ⑱

【藥物組成】生黃芪15克，半枝蓮、半邊蓮、茜草、蒲黃、丹参各9克。

【功效】清熱利濕，補氣活血。

---

⑰ 張淑琛，〈複方白茅根湯治療急性腎炎50例〉，《陝西中醫》，1986，(8)：347～348。

⑱ 王永鈞等，〈複方益腎合劑為主治療急性腎炎162例的臨床觀察和實驗研究〉，《上海中醫藥雜誌》，1987，(3)：20～21。

【適應病症】急性腎炎急性期濕熱、熱毒內阻，或恢復期濕熱未盡，氣不化水，留瘀為患者。臨床表現不同程度的浮腫伴少尿，尿檢有蛋白、紅血球、管型，明顯至血中氮質增高，血壓上升，伴煩熱、嘔吐、納呆、口苦而粘、不欲飲水，舌質紅，苔黃膩，脈滑數。

【用藥方法】口服，1日3次，每次1包。

【臨床療效】治療急性腎炎162例，臨床治癒109例，好轉29例，無數24例，總有效率85.2%。對臨床治癒的37例患者隨訪2～10年，發現有8例病人腎功能減損；服藥後1～2天開始利尿者87例，3天利尿者75例。

【經驗體會】急性腎炎屬於中醫學「水腫」範疇，病因以濕熱、熱毒多見。在病因作用下，整個病程都存在著腎氣不化，水濕內停，瘀熱膠著的病理變化，明顯者在恢復期亦有不同程度的濕熱未盡，氣不化水，留瘀為患的徵象。基於此，筆者擬訂了濕、熱、氣、血兼顧的複方益腎合劑。方中黃芪益氣，丹參活血袪瘀，兩藥配伍，氣血兼顧，不僅能益氣行瘀化水，且能改善高凝狀態和腎功能，調節免疫代謝，促進組織的修復與再生；更加半邊蓮、半枝蓮清熱解毒、行水化濕；生茜草、生蒲黃涼血、散瘀、利尿、消腫。本方利尿作用明顯，隨著利尿開始，水腫和高血壓相繼消失或降低，尿蛋白轉陰，且能維持穩定的效果。

4.連氏五草湯[19]

【藥物組成】鹿銜草20克，益母草30克，魚腥草、白花蛇舌草各15克，車前子、車前草各15克，蒼朮12克，麻黃4克。

【加減變化】浮腫尿少，蒼朮加至18克，麻黃加至6克，加漢防己30克；血尿重加大薊、小薊各12克，生地炭15克，白茅根30克，三七粉3克；尿蛋白重，益母草加至50克，加殭蠶10克；肝陽上亢加鈎藤24克，豨薟草15克，菊花10克，生龍骨、生牡蠣各24克，減去麻黃。

[19] 連楣山，〈五草湯治癒急性腎炎32例〉，《四川中醫》，1987，(8)：15。

【功效】清熱利濕消腫。

【適應病症】急性腎炎急性期濕熱型。臨床表現為血尿、蛋白尿、或血壓增高，伴肢體浮腫，煩熱口渴，發熱以午後為重，小便短赤，或色如濃茶，咽喉腫痛，皮膚瘡毒，舌苔黃膩，脈象沈數。

【用藥方法】水煎服，每日1劑，療程12～24日。

【臨床療效】治療急性腎炎32例，結果全部治癒。

【經驗體會】急性腎炎屬中醫「水腫」範疇，多由濕熱內蘊，外感風寒之邪，或瘡毒內侵所致。急性腎炎發病急，顏面水腫明顯，尿短赤，脈浮滑數，多屬「陽水」。王琦老師認為：治療急性腎炎及時抓住濕熱內蘊多外感風邪的主要矛盾辨證論治，以五草湯加減治療。早期用五草湯清熱解毒，宣肺健脾利濕，恢復期清除餘熱，兼以補腎健脾利濕，五草湯用魚腥草、白花蛇舌草、鹿銜草清熱解毒利濕，車前子、車前草利尿清熱，輸瀉水竅，麻黃宣肺通利水道，蒼朮健脾利濕，益母草袪瘀生新。諸藥相伍，具有清熱解毒，宣肺健脾利水，通調三焦之功。故用於濕熱內蘊、水濕不化的急性腎炎治療效果顯著。

5.金蓮茅公飲 ⑳

【藥物組成】金錢草、半枝蓮、蒲公英各25克，白茅根30克，車前子、黃芩各15克，白芍12克。

【加減變化】若惡寒發熱者加荊芥、防風、蘇葉；發熱重、惡寒輕，或發熱而不惡寒者，加銀花、蟬蛻、板藍根；水腫明顯者加茯苓皮、桑白皮、陳皮；血壓高者加夏枯草、生杜仲；口乾舌紅者加生地、麥冬；尿常規化驗紅血球多或肉眼血尿者，加丹皮、地榆炭、仙鶴草、黑梔子、旱蓮草。

【功效】清熱解毒利濕。

【適應病症】急性腎炎急性期濕熱型者。主要表現為發病前常有發

⑳ 白寶均，〈金蓮茅公飲治療急性腎小球腎炎50例〉，《陝西中醫》，1988，(1)：19。

熱、惡寒、咽喉腫痛、咳嗽或皮膚起瘡腫，繼之出現面、腹、下肢皆腫，以顏面為明顯，咽喉紅腫疼痛，咳嗽吐黃粘痰，小便短赤而混、量少，口渴，體溫增高，脈浮滑數，舌紅、苔黃膩，尿檢陽性。

【用藥方法】水煎分服，每日1劑，療程為3～5週。

【臨床療效】治療50例，其中治癒34例，顯效8例，好轉6例，無效2例，有效率96%。

【經驗體會】急性腎炎，相當於中醫的「水腫」、「尿濁」、「尿血」等疾病。究其發病，雖與肺、脾有關，但主要在腎，關鍵在於濕熱之邪擾注三焦，尤以下焦為主，因此對於本病的治療應時時勿忘清利濕熱、解毒消腫之法。自擬金蓮茅公飲中金錢草甘寒，利水清熱；半枝蓮微苦性寒，清熱解毒利水；蒲公英甘寒，清熱解毒。三藥相伍，具有清熱解毒利水之功。又與車前子、白茅根相伍，不僅加強了清熱利水之力，而且還具有涼血止血的作用。配苦寒之黃芩，清上焦肺熱，恢復肺氣之肅降，為濕熱毒邪下泄開其道，以利濕熱毒邪從小便驅除。上述藥物雖非清熱解毒之峻劑，但久服勢必有傷陰之弊，用白芍斂滋其陰。綜觀本方，實屬清上與利下併進，利濕與滋陰同施。故本方既具有清熱解毒、利水祛邪之功，又有斂陰扶正之能。臨床上以本方為主，結合辨證，加減化裁，確能取得顯著療效。

6. 五草一根湯 [21]

【藥物組成】鮮車前草、魚腥草、白花蛇舌草、金錢草各10克，甘草8克，白茅根15克。

【加減變化】喘咳者加葶藶子、蘇子；顏面、上肢浮腫久不消退者加生石膏、桂枝；腹水嚴重者加大腹皮、木香；足背浮腫者加巴戟、椒目；陰囊腫大者加橘核；尿中蛋白不消失者加黃芪、金櫻子；尿中紅血

---

[21] 鄧瑞鋒等，〈五草一根湯治療急性腎小球腎炎47例小結〉，《湖南中醫雜誌》，1991，(1)：28～29。

球不消失者加血餘炭、益母草。

【功效】清熱利水，涼血止血。

【適應病症】急性腎小球腎炎急性期濕熱型。表現為急性鏈球菌感染後出現水腫，全身不適，納差口苦，身熱心煩，小便短少，血壓增高，明顯至有短暫的氮質血症，苔黃膩，脈滑數，尿檢鏡下有紅血球、蛋白、管型。

【用藥方法】水煎，每日1劑，分2次口服。

【臨床療效】治療47例，其中痊癒38例，好轉9例，全部有效。一般服藥3～5天，水腫減輕，尿量增多，血壓下降；6～10天水腫可消失，血壓正常；11～15天臨床症狀消失，尿常規化驗正常。平均治癒天數為12天。47例追訪半年未復發。

【經驗體會】急性腎小球腎炎，相當於中醫學的「水腫」、「尿濁」、「尿血」等範疇。究其發病，雖與脾、肺有關，但主要在腎，關鍵為濕熱之邪瀰漫三焦，尤以下焦為主。因此，對本病的治療應以清利濕熱、解毒消腫為主。五草一根湯方中金錢草甘寒，利水清熱；白花蛇舌草甘涼，清熱解毒利水；魚腥草辛寒，清熱解毒。三藥配伍，具有清熱解毒利水之功。又與鮮車前草、白茅根、甘草相伍，加強清熱利水、涼血止血之功。在治療期間，應注意低鹽、低蛋白飲食，絕對臥床休息，減少體力活動，有助於提高療效。

7. 任氏五草湯 ㉒

【藥物組成】魚腥草15克，旱蓮草15克，益母草15克，車前子草10克，燈心草15克，半枝蓮15克。

【加減變化】血尿顯著者加大小薊各10克、茜草10克、側柏葉10克、仙鶴草10克、白茅根30克；水腫嚴重者，如顏面浮腫嚴重，越婢加朮湯或麻黃連翹赤小豆湯合方加減，顏面、下肢均浮腫加五皮飲或豬苓

㉒ 任奉文，〈五草湯治療兒童急性腎小球腎炎40例〉，《中醫雜誌》，1991，(3)：20。

湯合方化裁；咽喉疼痛紅腫者加玄參10克、板藍根15克、牛蒡子10克、蚤休10克、射干10克；蛋白尿顯著者加倒扣草30克。

【功效】 清熱解毒，涼血止血，活血化瘀，利水消腫。

【適應病症】 急性腎炎急性期濕熱型者。臨床見症為發熱，咽部充血，血尿，蛋白尿，高血壓，浮腫，苔黃膩或白膩，脈浮數或滑數。

【用藥方法】 每日1劑，水煎分服。

【臨床療效】 治療40例，平均蛋白尿消失時間為21.7天，蛋白尿在2個月內消失38例；平均血尿消失時間41.3天，血尿在2個月內消失30例。有浮腫和高血壓的患者，經治療後均在1週內恢復正常。

【經驗體會】 據小兒急性腎炎的臨床表現，多屬中醫「水腫」、「陽水」、「風水」等範疇，係風邪寒熱毒氣客於經脈，使血澀不通，壅結成腫。據此，筆者擬清熱解毒、涼血止血、活血化瘀、利水消腫的五草湯，在臨床上取得了較好的療效。本組患兒中有80%伴有咽喉部腫痛症狀，在五草湯中加入玄參、牛蒡子、板藍根、蚤休、山豆根清熱解毒利咽，對此類患兒3天即可退熱。

8. 加味三仁湯 [23]

【藥物組成】 杏仁、白豆蔻、半夏、川朴、滑石各15克，薏苡仁、竹葉各20克，通草10克，石葦、白茅根各30克。

【加減變化】 表證加蟬蛻、薄荷、連翹；咽部充血、扁桃體腫大、發熱加銀花、連翹；咳喘有痰加桑白皮、葶藶子；腹脹明顯或腹水加大腹皮、澤蘭、枳殼；浮腫明顯加革薢、雲苓皮、車前子、豬苓；肉眼血尿或鏡下紅血球滿視野加大薊；高血壓加鈎藤。

【功效】 宣暢氣機，清熱利濕消腫。

【適應病症】 急性腎小球腎炎急性期濕熱內蘊，氣機不通，或恢復

[23] 李忠惠，〈加味三仁湯治療急性腎小球腎炎120例〉，《中國中醫急症》，1995，(1)：11。

期餘熱未盡者。臨床症見反覆發作上呼吸道感染，低熱不退，頭痛惡寒，咽痛口乾，周身虛浮，身重疼痛，面色淡黃，胸悶不饑，舌苔白膩，脈弦細而濡，尿檢蛋白、紅血球或管型日久不消。

【臨床療效】治療120例。其中治癒103例，占85%；基本治癒11例，占10%；無效6例，占5%。總有效率95%。

【經驗體會】筆者認為急性腎炎多為感受濕熱病邪，壅滯三焦氣機。上焦不利，肺衛失宣，咳喘胸悶，咽喉腫痛；中焦不利，脾失健運，清濁不分，導致尿蛋白陽性，脘腹脹滿，納呆泛吐；下焦不利，腎失封藏，見蛋白尿；濕熱下注膀胱，熱傷陰絡，小便短赤，見血尿伴管型；三焦是氣機升降出入的道路，濕熱相合，留滯三焦，水液停聚，泛濫肌膚而成水腫。濕熱相合，其性粘膩，最易阻礙氣機。若僅予苦辛溫躁之劑以化濕，則熱益熾，或單用苦寒直折其熱，則濕仍留，唯宜芳香苦辛，輕宣淡滲，流暢氣機，分消走瀉，使氣機宣暢，濕熱分消。三仁湯方中杏仁苦溫，善開上焦，宣通肺氣；白豆蔻芳香苦辛能宣中焦，配半夏、厚朴苦溫除濕，恢復中焦升清降濁之職；薏苡仁甘淡，益脾滲濕，疏導下焦，配通草、滑石、竹葉清利濕熱；石葦甘溫性涼，清肺金以滋化源，通膀胱而利水道。現代藥理研究石葦具有抗組織胺作用和利尿作用。白茅根味甘性寒，能透瘀熱，導熱下行，清上通下，涼血止血，現代藥理研究本品能緩解腎小球血管痙攣，改善腎血流，使腎素產生減少，降低血管通透性作用，減少蛋白的排出。可見三仁湯加石葦、白茅根配伍嚴密，可宣暢全身氣機，加速濕熱分消，使腎及三焦功能歸於常態而收治病之功。

9. 加減五味消毒飲 [24]

【藥物組成】銀花20克，菊花、蒲公英、紫花地丁、青天葵各12克，

[24] 朱錫南，〈加減五味消毒飲治療小兒急性腎小球腎炎30例療效觀察〉，《新中醫》，1995，(12)：18。

木通10克，甘草6克。

【加減變化】風水泛濫型，症見發熱，惡風，頭痛，咽痛，咳嗽，小便不利，初起眼瞼顏面浮腫，繼則下肢及全身浮腫，肢體痠重，舌苔薄白，脈浮滑或浮數，加麻黃6克，石膏30克；水濕浸漬型，症見全身浮腫，按之沒指，體重困倦，胸悶，小便短少，舌苔白膩，脈沈緩，加茯苓、澤瀉、豬苓各20克，大腹皮15克，桂枝10克，白朮12克。濕熱壅盛型，症見全身浮腫，腫勢較輕，胸腹痞悶，煩熱口渴，大便乾結，小便短赤，舌苔薄黃或黃膩，脈沈數，加滑石20克，白茅根30克，淡竹葉、小薊各15克。

【功效】清熱解毒。

【適應病症】小兒急性腎小球腎炎急性期熱毒內蘊者。

【用藥方法】每日1劑，水煎，分早晚2次服，15天為1療程。

【臨床療效】治療30例，其中治癒（臨床症狀、體徵消失，尿常規連續3次正常，腎功能正常者）26例，占86.7%；好轉（水腫基本消退，血壓正常，併發症消失，腎功能無明顯障礙，尿常規輕度異常）3例，占10%，無效1例，占3.3%。總有效率96.7%。

【經驗體會】現代醫學認為，該病病因與感染有關，其病理變化過程中，有免疫複合物沈積，血管通透性改變而造成血尿、蛋白尿等變化，故在治法上應宜配合清熱解毒之法。五味消毒飲出自《醫宗金鑑》，原方功效清熱解毒，消散疔瘡。主要用於治療火毒結聚的癰瘡癤腫。研究表明，方中銀花、蒲公英、紫花地丁具有抗鏈球菌作用；菊花、青天葵具有抗葡萄球菌作用；青天葵有利尿作用。小兒急性腎小球腎炎，依據臨床表現，主要分為風水泛濫型、水濕浸漬型、濕熱壅盛型。用五味消毒飲加減為基本方，如果病情以風水偏盛為重，配麻黃、石膏祛風行水；以水濕浸漬為重，配五苓散溫陽利水；以濕熱壅盛為重，配滑石、淡竹葉、白茅根、小薊清熱利濕。小兒急性腎小球腎炎發病快，在有效的治療下，大多在15天內恢復，治癒率高。運用五味消毒飲加減治療小兒急性腎小球腎炎療效確切，實踐證明清熱解毒法是治療小兒急性腎小球腎炎的根本方法。

10.公英解毒湯 [25]

【藥物組成】公英30克，龍葵15克，板藍根20克，桑白皮15克，白茅根30克，半邊蓮20克，玉米鬚30克，車前子30克，薏苡仁20克，丹參20克，益母草20克，丹皮15克。

【加減變化】肉眼血尿者加女貞子20克，旱蓮草20克；蛋白尿加黨參30克，黃芪30克，白朮20克，山藥50克，枸杞子30克，川斷20克；水腫明顯加大腹皮15克；高血壓者加夏枯草15克，鉤藤20克，石決明20克；糞便乾或秘結者加生大黃10克；咽痛重者加山豆根20克，銀花20克；尿中大量白血球者加土茯苓30克；上半身腫明顯者加杏仁10克，蘇葉15克；下半身腫明顯者加厚朴15克，防己15克。

【功效】清熱解毒利濕。

【適應病症】急性腎小球腎炎急性期濕熱毒盛。

【用藥方法】5～11歲藥量減半，11～15歲用2/3量。水煎溫服，15日為1療程。

【臨床療效】治療60例，其中治癒（水腫、少尿、高血壓、血尿消失；血沈、血清補體恢復正常；尿8項檢查連續3次均轉陰）36例，占60%；好轉（水腫、少尿、肉眼血尿、高血壓消失；尿8項檢查仍有少量紅血球、少量蛋白及白血球；重症併發症消失）19例，占31.66%；無效（水腫、少尿、高血壓、血尿未消失；尿8項檢查示大量紅血球、大量蛋白及白血球；重症併發症未消失）5例，占8.33%。總有效率91.67%。

【經驗體會】小兒急性腎炎是臨床常見病，與中醫的「水腫」雖相

[25] 姜英華等，〈自擬「公英解毒湯」治療小兒急性腎小球腎炎60例〉，《中西醫結合實用臨床急救》，1998，(4)：182。

似，卻不盡相同。現代醫學認為，其病因與感染有關，病理變化過程中有免疫複合物沈積，血管通透性改變，易造成血尿、蛋白尿等變化。中醫認為急性腎炎病因為風濕熱毒，結合病因擬定本方，意在袪邪、清熱解毒、利濕。方中公英、板藍根、桑白皮、白茅根、龍葵清熱解毒；半邊蓮、玉米鬚、車前子、苡仁利水滲濕；丹參、益母草、丹皮活血化瘀。諸藥配合起到抗炎、降壓作用，達到清除體內免疫複合物沈積、恢復血管通透性的目的。

11.枇杷葉煎[26]

【藥物組成】枇杷葉15～30克，北杏仁、焦梔子皮、淡豆豉、通草各12～15克，茯苓皮20～30克，滑石25～30克，薏苡仁18～30克。

【加減變化】面目暴腫，腹滿，皮色光亮加麻黃、石膏；水邪射肺，喘咳不得息加葶藶子、桑白皮；小便渾濁加萆薢、石菖蒲；頭痛脈弦者(高血壓)加夏枯草、黃芩；發熱咽痛，咳嗽，上焦有風熱者加連翹、白花蛇舌草、蟬蛻；濕熱浸淫，皮膚瘡癤加金銀花、蒲公英、土茯苓；熱傷血絡，血尿明顯者加白茅根、墨旱蓮；濕困中焦，腹滿便溏、納呆加川厚朴、蒼朮、陳皮；下焦濕熱，尿澀莖痛者加車前草、石葦、黃柏。

【功效】疏風清熱，滲濕解毒，活血化瘀。

【適應病症】小兒急性腎小球腎炎急性期濕熱毒邪內蘊者。

【用藥方法】每日1劑，煎2次分服，連用4～6週。

【臨床療效】治療80例，其中痊癒54例(其中輕型15例，中型39例)，占67.5%；好轉20例(其中中型18例，重型2例)，占25%；無效6例(中型3例，重型3例)。總有效率92.5%。

【經驗體會】小兒急性腎小球腎炎水腫是在正虛的基礎上，由風、寒、濕、熱、瘡毒等因素誘發。病機為濕熱內結，肺氣不降，三焦決瀆

[26] 王柏康，〈枇杷葉煎治療小兒急性腎小球腎炎80例〉，《河北中醫》，1998，(6)：325。

失司。治宜肅肺化氣，行水消腫，枇杷葉煎方中杏仁、枇杷葉辛開苦降，能使壅塞之肺氣得以宣通，清肅之令行，三焦水道通暢無阻；梔子、豆豉能「宣其陳腐鬱結」，清瀉鬱熱，和中化濁；配茯苓、薏苡仁、滑石、通草等淡滲而性涼，使氣化濕除，溺暢腫消。此方性質和平，施之於小兒最相宜，發汗不峻不傷上焦之陽，瀉下不峻而不傷中焦之氣，利尿不峻而不易耗下焦之陰，雖久用亦無礙，在原方的基礎上隨症加味，可獲良效。採用中西醫結合治療小兒急性腎小球腎炎，關鍵在於及時徹底控制感染，及早發現和治療併發症。無效病例多為病程較長或服藥困難未能堅持治療，或有先天疾患不宜清利，或毒邪雖盡，但脾腎已虛等患者，應改他法治療。

12.黃芪石葦湯 ㉗

【藥物組成】黃芪30克，石葦12克，茯苓10克，川斷9克，桑寄生15克，芡實12克，白茅根12克，二花15克，蒲公英15克，連翹15克，大、小薊各10克，滑石9克，炙甘草10克。

【加減變化】感染明顯者重用二花、連翹、蒲公英；血尿明顯者重用大小薊、白茅根；蛋白尿明顯者重用黃芪、芡實；血壓不降者酌加夏枯草、黃芩。

【功效】益腎固精，清熱解毒，利尿消腫。

【適應病症】急性腎小球腎炎急性期腎虛熱毒內蘊者。

【用藥方法】日1劑，水煎分2次服，療程4～10天。

【臨床療效】治療28例，其中痊癒22例，占78.5%；好轉5例，占17.8%；無效1例，占3.6%。總有效率96.4%。治療後浮腫消退時間3.5±1.45天。尿蛋白轉陰時間5.56±3.38天，血尿消失時間6.27±3.85天。血壓恢復時間為5.29±2.65天。治療過程中未發現副作用及不良反應。

㉗ 董軍梅，〈自擬黃芪石葦湯治療急性腎小球腎炎28例〉，《河南中醫藥學刊》，1999，(2)：57。

【經驗體會】急性腎小球腎炎乃感受風邪水濕或瘡毒內侵引起的肺、脾、胃三臟功能失調所致，屬中醫水腫之「陽水」證範疇。本病與機體免疫功能失調有著密切關係，故本方重用黃芪以補氣，調節免疫功能平衡。蛋白質是人體生命活動的重要物質，屬中醫精氣範疇。《素問·上古天真論》:「腎者主水，受五臟六腑之精而藏之。」蛋白精微之藏瀉主要責之於腎氣，腎氣充則腎氣固，蛋白精微自能內藏。若腎氣不固則蛋白精微泄漏於尿，隨尿液排出體外。故方中以川斷、寄生、芡實重在益腎固精以消尿中蛋白。二花、連翹、蒲公英清熱解毒，白茅根利尿消腫；茯苓、豬苓滲濕利尿，大、小薊涼血止血。總觀本方，組方嚴謹，藥專力猛，切中病機，故收效明顯捷。本病恢復期主要是濕熱未盡，故採用芳香化濁清熱之劑對緩解症狀有一定的療效。

二、恢復期

1. 餘氏活血急腎湯 ㉘

【藥物組成】丹參50克，川芎、赤芍各15克，紅花10克，益母草、白茅根各30克。

【加減變化】表證發熱加雙花、蒲公英、連翹；浮腫加豬苓、茯苓、冬瓜皮、大腹皮、澤瀉、車前子；尿蛋白不易消退加芡實、白果、石葦、金櫻子、黃芪；有尿毒症表現者加用大黃、番瀉葉。

【功效】活血化瘀，利濕。

【適應病症】適用於急性腎小球腎炎恢復期。水腫不明顯，但尿檢可見蛋白、紅血球、白血球、管型。臨床表現為腰痠痛，乏力，納欠佳，舌暗淡，苔白或黃膩，脈澀，或弦細。

【用藥方法】每日1劑，水煎分服。

㉘ 餘益禮，〈餘氏活血急腎湯治療成人急性腎炎78例〉，《山東中醫雜誌》，1984，(6)：17～18。

【臨床療效】治療成人急性腎炎78例，結果顯效（症狀消失，各項化驗正常，尿蛋白消失或微量）76例，有效、無效各1例。顯效者服藥10～123天，平均32天。隨訪1年以上者62例，均未發現蛋白尿及鏡檢血尿。

【經驗體會】活血化瘀法治療各類腎炎，首見山西省中醫研究所報導，現代研究證明腎炎是在免疫反應的基礎上，腎小球毛細血管內纖維蛋白的沈著和血小板凝集，纖維蛋白沈著於腎小球毛細血管基底膜和內皮細胞內，從而出現各種臨床現象，這種現象與中醫的「瘀」證極為相似。中醫認為急性腎炎為風邪襲表，肺衛不宣，陽氣被鬱，肺失肅降，肺不宣化，三焦氣滯，水濕內停而致血瘀。中醫歷代醫家對瘀證均有闡述及發展，而且指出活血化瘀的原理。本方中用丹參、川芎、赤芍、紅花活血化瘀，而益母草、白茅根兼有利尿作用，加味藥中有清熱解毒、利水消腫、補氣收斂等功效，因而臨床可取得良好的效果。

2. 海金車前湯 ㉙

【藥物組成】海金沙、車前子各30～60克，金櫻子、芡實各30克，小青草15～30克。

【加減變化】肺失宣降而咳嗽較重者，加麻黃、生石膏、桔梗、杏仁、連翹、白茅根、蒼朮、甘草；瘡毒內犯者，加銀花、野菊花、紫花地丁、蒲公英、天葵子、地膚子、白蘚皮、苦參、六一散、七葉一枝花、一枝黃花、通草；濕困脾胃者，加川朴、蒼朮、白朮、木瓜、大腹皮、草果仁、乾薑、熟附子、茯苓。

【功效】清熱利濕。

【適應病症】適用於急性腎炎，病史較長，濕熱蘊結，病情纏綿難癒者。臨床表現為反覆發作之呼吸道感染，或皮膚瘡毒，尿檢蛋白、紅

㉙ 李國勇，〈海金車前湯治療急性腎炎47例〉，《浙江中醫雜誌》，1985，(12)：491～492。

血球、管型時輕時重，持久難消，伴惡寒發熱，咽痛咳嗽，全身浮腫，頭面為明顯，皮膚瘡癤、流膿流水，納差腹脹，大便乾燥，四肢沈重，腰痠乏力，脈滑數，或沈細，苔白膩，或黃膩。

【用藥方法】水煎服，每日1劑。

【臨床療效】治療47例，其中痊癒39例，好轉6例，無效2例，總有效率95.74%。

【經驗體會】本方是針對急性腎炎失治、誤治後，反覆發作而設。此階段的腎炎表證已去，唯水濕、濕熱毒邪留滯，脾腎功能受損。故治療當利水消腫、清熱解毒、補腎固澀、健脾益精。應用時，劑量須大，成人一般30～60克左右，小兒應30克左右。本方對急慢性腎炎均有效，但少數接受過激素的不正規治療者及有尿毒症、腎功能嚴重減退者則不合適。

3.四苓湯 [30]

【藥物組成】茯苓20克，豬苓、澤瀉、白朮各15克。

【加減變化】早期水腫、少尿者，加桑白皮、冬瓜皮；水腫較重伴心功不全者，加桑白皮、冬瓜皮、五加皮、大腹皮、陳皮、生薑皮；血尿顯著者，加大薊、阿膠、白茅根；血壓高者，加鈎藤、酸棗仁、菊花、白芍；氮質血症者，加大黃、郁李仁、冬瓜皮、桑白皮；合併上呼吸道感染者，加雙花、連翹、冬瓜皮、桑白皮；蛋白尿顯著者，去澤瀉、豬苓，加龜板膠、黃芪，或再加枸杞、杜仲、山萸肉、熟地以促進恢復。

【功效】健脾利濕。

【適應病症】用於急性腎小球腎炎恢復期脾虛不能化濕者。臨床表現為倦怠乏力，胃納呆滯，面色萕黃，或有水腫，高血壓，頭暈身重，尿少便溏，舌質淡胖、苔白潤，脈緩弱，尿常規輕度異常。

【用藥方法】水煎服，每日1劑，10天為1療程。

---

[30] 王昌金，〈四苓湯加減治療急性腎小球腎炎50例〉，《陝西中醫》，1991，(7)：305。

【臨床療效】治療50例急性腎小球腎炎，水腫、高血壓在服藥1～2週左右水腫消退、血壓恢復正常，蛋白尿、血尿2～5週消失。慢性腎炎急性發作的腎病綜合徵1～2週消失，尿常規正常或輕度異常。

【經驗體會】急性腎炎以水腫、尿少為主要症狀，屬於中醫四苓湯的主治症之一。方中茯苓、豬苓、澤瀉有較強的利尿除濕，白朮有健脾化濕作用。現代醫學認為：豬苓、澤瀉有較強的利尿作用，能增加尿量，促使鈉、鉀、氯化物的排出；且對腎炎患者的利尿作用顯著，並有持久的降壓作用；茯苓、白朮的利尿功能緩慢而持久，同時有鎮靜作用。另外可根據現代藥理性能，選用部分中藥，如加入黃芪、枸杞、龜板、杜仲等，可增強抗增生及抑制炎症滲出的功能，可促使病理上的功能恢復，是理想的急性腎炎恢復期的良方。

4.萆薢分清飲 ㉛

【藥物組成】萆薢20克，黃柏15克，石菖蒲15克，蓮心15克，車前子20克，茯苓15克，白朮10克，防己15克，益母草10克，甘草5克。

【加減變化】兼陰虛者，加女貞子、龜板、麥冬；兼氣虛者，加黃芪、黨參、山藥；兼血尿者，加三七粉、白茅根、茜草根、大小薊。

【功效】清熱利濕。

【適應病症】急性腎小球腎炎恢復期。

【臨床療效】治療30例，其中治癒（症狀、體徵消失，尿常規連續3週正常）18例；好轉（症狀減輕，體徵及尿常規有改善）9例；未癒（症狀、體徵及尿常規均無變化）3例，總有效率90%。

【經驗體會】根據本病恢復期的臨床表現及病程演變，屬中醫的「腰痛」、「水腫」、「尿血」等範疇。本病初起，無論是風寒、風熱，或是寒濕，日久不除鬱而化蒸，終將轉化為濕熱蘊結，臨床主要表現為口苦口

㉛ 張傳方等，〈萆薢分清飲治療急性腎小球腎炎恢復期30例臨床觀察〉，《黑龍江中醫藥》，1996，(2)：33。

粘，口乾不欲多飲，尿少色深，大便秘結不暢，舌質紅、苔黃膩，脈滑數。可伴晨起眼瞼或雙下肢浮腫，血尿，腰痠腰痛，全身乏力等症，故認為本病恢復期，不宜採用溫補法，用之易固閉其邪，使濕熱更明顯，常引起水腫、少尿、腰痛及尿常規異常等加重。因腎與膀胱同處下焦，腎病的濕熱證一般以下焦濕熱為多見，故通過辨證運用清熱利濕法，通利下焦，使邪有去路，濕熱之邪易於排出體外，使症狀明顯改善或消失。對濕熱日久，耗氣傷陰，或因精微下注（長期尿蛋白的丟失），而兼見氣虛、陰虛、氣陰兩虛者及熱迫血妄行，而兼見尿血者，宜在清熱利濕基礎上，兼以益氣、養陰或涼血止血等法，以促進正氣的恢復。

同時，本病恢復期遷延日久者，主要源於反覆的鏈球菌感染，亦即中醫又感其邪，使內蘊濕熱明顯，故而纏綿難癒。所以囑患者一方面隨季節冷暖增減衣被，對外邪避之有時，另一方面適當活動，鍛練身體增強體質，提高機體的抗病能力，抵禦外邪的侵襲，對本病的預後恢復也是不可缺少的條件之一。

第二章　慢性腎小球腎炎

慢性腎小球腎炎又簡稱慢性腎炎，係由多種原發性腎小球疾病所導致的一組病程長（一至數十年），以蛋白尿、血尿、水腫、高血壓為臨床表現的自身免疫反應性疾病。本病可發生於任何年齡，以青壯年多見，且男性多於女性，起病緩慢，病情遷延，臨床表現可輕可重或時輕時重，隨著病情發展，可出現腎功能減退、貧血、視網膜病變，晚期可出現尿毒症。

根據臨床特點，本病可分為四型：㈠普通型：較為常見，病程遷延，病情相對穩定，多表現為輕度至中度的水腫、高血壓和腎功能損害，尿蛋白＋～+++，管型尿。㈡腎病型：除普通型表現外，主要表現為腎病綜合徵，24 小時尿蛋白定量 >3.5g，血清白蛋白低於 30g/L，水腫一般較重或伴有高血脂症。㈢高血壓型：除普通型表現外，以持續性中等度血壓增高為主要表現，特別是舒張壓持續增高，常伴有眼底視網膜動脈細窄、迂曲和動、靜脈交叉壓迫現象，少數可有絮狀滲出物及（或）出血。㈣急性發作型：在病情相對穩定或持續進展過程中，由於細菌或病毒等感染或過勞等因素，經較短的潛伏期出現類似急性腎炎的臨床表現，經治療和休息後可恢復至原先穩定水平，或病情惡化，逐漸發生尿毒症。以上各型之間常相互轉化。本病治療棘手，預後較差，目前西醫尚無特效藥物及根治的方法，只是採用對症治療如降血壓、抗感染、利尿或試用糖皮質激素、細胞毒藥物等。

慢性腎炎屬於中醫學「水腫」之「陰水」、「眩暈」、「虛勞」等範疇，主要由於七情內傷、飲食失調、勞倦太過、生育不節、房勞過度，傷及脾胃，損耗腎精，使臟腑陰陽氣血虛弱，又感風寒、濕熱、皮膚瘡瘍所致，其病機錯綜複雜，每呈本虛表實，虛實互見，寒熱錯雜之證，本虛之源在肺脾肝腎，尤以脾腎虛損為著，標實以水濕、濕熱、瘀血、外感為多。其治療多宗扶正祛邪、標本兼顧之原則，常採用益氣健脾、滋陰補腎、活血化瘀、清熱利濕解毒等治法。

㈠脾腎氣虛

1. 健脾補腎湯 ❶

【藥物組成】黨參、黃芪各20克，巴戟天、肉蓯蓉、龜板膠、鹿角膠各15克。

【加減變化】腎陽虧虛而見畏寒肢冷、夜尿多者，加菟絲子、仙靈脾；腎陰虧虛而見腰膝痠軟、頭暈耳鳴者，加生地、枸杞子。

【功效】健脾補腎。

【適應病症】慢性腎炎以脾腎虧虛為主要表現者。臨床症見尿中蛋白，面色萎黃，倦怠乏力，脘悶腹脹納呆，腰膝痠軟，大便溏泄，舌質淡苔白潤，脈虛弱。

【用藥方法】水煎服，每日1劑。

【臨床療效】治療54例，其中完全緩解18例，基本緩解16例，部分緩解12例，無效8例，總有效率85.2%。

【經驗體會】慢性腎炎屬於中醫學水氣和虛勞病範疇。根據其主要臨床表現水腫、蛋白尿及腎功能不全進行辨證分析，其發病基礎在於脾腎兩虛。故治療當健脾補腎，方中黨參、黃芪、白朮、山藥、芡實、薏苡仁健脾；肉蓯蓉、巴戟天、龜板、鹿角以固腎氣收攝精氣，使蛋白尿消失。本方臨床療效可靠、持久。

2. 秘真湯 ❷

【藥物組成】黃芪15～30克，山藥15～50克，菟絲子15～25克，

❶ 溫光遠，〈健脾補腎湯治療慢性腎炎54例療效分析〉，《遼寧中醫雜誌》，1984，(8)：27。

❷ 王風材等，〈秘真湯治療陰水證97例報告〉，《吉林中醫藥》，1986，(4)：8。

芡實10～20克，龍骨、牡蠣各20～40克，萆薢15～40克。

【加減變化】 脾虛合異功散；腎陽虛合桂附八味丸；腎陰虛合六味地黃或知柏地黃丸。尿蛋白頑固不降加韮子、蓮子肉、雞內金；管型不消加茜草、阿膠、仙鶴草；尿素氮增高加白茅根、木賊、淡竹葉。

【功效】 健脾固腎，利濕消腫。

【適應病症】 慢性腎炎脾腎氣虛，精關不固，水濕瀦留者。臨床表現為水腫，以腰以下最為明顯，按之沒指，小便量少多沫，尿檢有大量蛋白，患者自覺腰腿沈重乏力，面色晦滯，納食欠佳，腹脹便溏，舌質淡，苔白潤，脈沈弱。

【用藥方法】 水煎服，每日1劑。

【臨床療效】 治療97例，其中治癒61例，占62.89%；好轉31例，占31.96%；無效5例，占5.15%。總有效率95.85%。

【經驗體會】 慢性腎炎屬於中醫學陰水證，其病位在脾腎。腎病日久，脾腎皆衰，封藏不固，精微遺失，乃至氣血不足，繼而五臟皆損，終至脾腎更衰，此乃該病症之關鍵病機，亦是此病難治之主要緣故。尿中頑固性蛋白尿之出現是腎精中真微暗遺之表現，此謂「其中有精、其精至真」，其法必應秘固其真微。秘真湯乃固本之劑，方中山藥、芡實、菟絲子雙補先天、後天之本，固攝精微；黃芪能升清降濁、利尿消腫補氣，而為資脾運、補肺氣、益腎水之上品，用之以達司開闔之目的。龍骨、牡蠣收斂精氣，秘澀下元；萆薢善能利濕，澀精秘氣，分清秘濁，使脾不為濕困。諸藥合用具有補而不膩，斂而不澀，有升有降，有開有闔，培土除濕，固腎秘真，恢復腎損之功。

3.路邊黃湯 ❸

【藥物組成】 路邊黃、黨參、白朮、山藥、茯苓、丹皮、澤瀉、熟

❸ 周芝彬等，〈路邊黃湯治療慢性腎炎142例臨床觀察〉，《中西醫結合雜誌》，1986，(4)：208～209。

地。成人每劑路邊黃30克，其他中藥按常用量。

【加減變化】如濕熱重者加車前草、半邊蓮、魚腥草；腫明顯者加益母草、黃芪、防己、豬苓；瘀象顯著者加益母草、牛膝、桃仁、紅花；腰痛重者加杜仲、續斷、牛膝；陽虛明顯者加肉桂、附片。

【功效】健脾滋腎，活血利水。

【適應病症】慢性腎炎腎病型和普通型。主要表現尿中蛋白較多，或有浮腫，神疲乏力，面色萎黃，倦怠少食，腹脹便溏，小便多沫量少，舌淡苔膩，脈沈弱無力。

【用藥方法】水煎服，每日1劑，療程為3～12月。穩定後可以此方做蜜丸以鞏固療效。

【臨床療效】配合激素或細胞毒類藥治療142例，近期療效：完全緩解89例，占62.7%；基本緩解17例，占12%；好轉25例，占17.6%；無效11例，占7.7%。遠期隨訪132例，完全緩解76例，占57.6%；基本緩解20例，占15.2%；未癒21例，占15.9%；死亡15例，占11.4%。死亡15例中，直接死於尿毒症9例，死於闌尾炎穿孔手術及暴發型菌痢各1例，4例死因不明。

【經驗體會】慢性腎炎既有體液免疫反應的過亢，也有某些細胞免疫的不足。基於對這種免疫失衡的認識，採用健脾補腎、活血利水的治療原則。方中路邊黃，其性味辛、酸、微澀、微溫，能活血調經、消腫散瘀，用量宜大，通常為30克；黨參、山藥、白朮、茯苓健脾利水；熟地黃滋補腎陰，丹皮涼血活血，澤瀉配茯苓利水退腫。本方能使已經失衡的免疫狀態逐漸恢復平衡，最後達到治癒的目的。

4. 參芪白苓湯 ❹

【藥物組成】黨參、黃芪、白朮、茯苓、澤瀉、補骨脂、白茅根。

【加減變化】腎陽虛者酌加附子、肉桂、熟地、菟絲子、川斷；陰

❹ 黃忠毅，〈參芪白苓湯治療慢性腎炎50例〉，《中西醫結合雜誌》，1986，(6)：457。

虛陽亢者酌加丹皮、枸杞、生地、鈎藤；浮腫重者酌加大腹皮、豬苓、車前子、防已。

【功效】 益氣，健脾，利濕。

【適應病症】 慢性腎炎腎病型和普通型。臨床症見蛋白尿伴神疲乏力，面浮肢腫，倦怠懶言，納差便溏，舌質淡，苔白膩，脈濡或沈弱。

【用藥方法】 水煎服，每日1劑。

【臨床療效】 配合西藥強的松治療50例，其中完全緩解31例，基本緩解7例，部分緩解9例，無效3例，總有效率94%。

【經驗體會】 筆者體會中藥加激素治療慢性腎炎可以減少激素之用量，從而減少激素的副作用。強的松開始量成人以30～40毫克/日為宜。由開始量至減量，必須待尿常規正常即有效量維持2～4週後方可逐漸減量。在激素減量的過程中，以參芪白苓湯為基礎，並加溫陽補腎益氣之藥，大部分病例減量過程中都很順利，對防止復發起到一定作用。

5.參芪利腎湯[5]

【藥物組成】 人參、黃芪、附子、澤瀉、茯苓、豬苓、白茅根、益母草、丹參、蛇床子、甘草。

【加減變化】 氣虛重用參、芪，加山藥；陽虛重用附子，加桑寄生、金櫻子；陰虛加枸杞子、知母、黃柏；血瘀重用益母草、丹參；有血尿或鏡檢有紅血球加大薊、小薊、藕節、茜草、仙鶴草。

【功效】 補腎固澀，活血利尿，清利濕濁。

【適應病症】 慢性腎小球腎炎普通型，氣虛水停，精微不固，濕鬱化熱。症見面色蒼白，顏面或眼瞼浮腫，心悸氣短，舌淡或暗紫，脈滑少力。

【用藥方法】 水煎服，每日1劑。

[5] 陳建國，〈參芪利腎湯治療腎小球疾病32例小結〉，《黑龍江中醫藥》，1987，(5)：21～22。

【臨床療效】治療32例，臨床治癒19例，占59.37%；有效11例，占34.37%；無效2例，占6.25%。治療總有效率93.74%。

【經驗體會】腎小球腎炎臨床表現為虛實兼顧，正虛邪實，多見有氣虛水停，陽虛水泛，精微不固，濕鬱化熱等情況。治療中不可以辛燥補之，也不可以苦寒瀉之，而應當以平緩之品補利腎氣，固攝腎精，補利兼顧是為大法。以清淡之品補之，以平和之品利之，使之扶正而不滯邪，袪邪而不傷正。參芪利腎湯方中人參、黃芪補氣升陽，附子辛熱，峻補元陽，徹內徹外，無所不到；茯苓、豬苓、澤瀉、白茅根清熱利濕，健脾利腎；蛇床子溫腎助陽，謹守病機助眾藥發揮效力；甘草補中，益母草併丹參養血通脈。另外需注意，如患者濕熱壅盛必用苦寒也當中病即止，或大寒內盛需當扶陽也不可猛進峻劑。在腎炎的發病過程中必有濕濁，急性期尤為明顯，故治療中必須注意利濕化濁方可達到扶助脾腎的目的。同時在一部分患者中，出現典型的瘀血症狀，臨床顯示血瘀的某些病理改變往往貫穿在腎小球腎炎的發生和發展的全過程。因此，治療中活血化瘀也必須不可忽視的貫穿於全過程中，臨床常選用丹參、益母草活血化瘀，養血通脈，活血而不峻，養血而不澀。

6. 消腫湯 ❻

【藥物組成】茯苓、白茅根、玉米鬚各30克，白朮、豬苓、益母草、滑石、車前子各15克，生薑皮、琥珀各6克，桑白皮12克。

【加減變化】浮腫明顯兼有腹水者加醋炒芫花3克；腰背腫者加椒目7克；陰囊腫者加橘核6克；頭面腫者加大腹皮10克；足脛腫者加紫蘇7克，木瓜6克，檳榔10克；尿蛋白不消化者加生黃芪30～120克，附子10～60克，百合、白朮各30克，黨參15克；有管型者加白茅根30克，黃柏6克，海蛤粉10克；有紅血球者加血餘炭6克，琥珀8克；血膽固醇不降者加三七6克，丹參30克。

❻ 張振榆等，〈消腫湯治療慢性腎性水腫56例〉，《陝西中醫》，1989，(4)：157。

【功效】滲利水濕，消腫。

【適應病症】慢性腎炎水腫期。症見身腫尿少，腰痠困痛，精神倦怠，飯後腹脹，呼吸氣促，舌質淡紫，脈沈細者。

【用藥方法】水煎服，每日1劑，3月為1療程。

【臨床療效】治療慢性腎炎水腫56例，結果痊癒31例，顯效15例，有效7例，無效3例，總有效率96.4%。

【經驗體會】水腫是慢性腎炎的一個主要症狀，其治療貴在溫而不在利，貴在補而不在瀉。本方是根據腎炎浮腫的病情緩急，分清標本而制定。若在腎病綜合徵和慢性腎炎後期水腫較為嚴重，而用利尿消腫或逐水藥不能奏效時，可加用桃紅四物湯等以活血化瘀、行氣消腫，確有良效。若腎病後期蛋白尿長期不消除，宜重用生黃芪、附子以溫補腎陽，利水消腫一般可達到消除蛋白尿，恢復腎功能的目的。

7. 加減參苓白朮散 ❼

【藥物組成】黃芪30克，黨參15克，白朮12克，芡實、苡仁、淮山藥各20克，茯苓、白茅根各30克，陳皮、枇杷葉各6克，大棗6枚。

【加減變化】濕重者重用茯苓，加澤瀉、車前子；尿蛋白多者重用黃芪，加赤小豆、蟬衣；怕冷便溏者加肉桂、淡薑皮；易感冒者合玉屏風散加減。

【功效】健脾袪濕。

【適應病症】慢性腎炎因脾虛生濕，水濕停聚不化，濕邪困脾，脾不散精。症見下肢浮腫，按之凹陷，勞累後感腰痠，神疲乏力，納差，晨起眼瞼浮腫，面色浮黃，舌淡紅，苔薄白，脈沈緩。

【用藥方法】水煎服，每日1劑。

【臨床療效】治療68例，其中顯效23例，有效30例，無效15例，

❼ 章永紅等，〈加減參苓白朮散治療慢性腎炎68例〉，《遼寧中醫雜誌》，1989，(4)：20～22。

總有效率77.94%。

【經驗體會】根據中醫臨床辨證施治，慢性腎炎以正虛為本，邪盛為標。臨床觀察發現有1/3的患者是由於脾虛生濕，水濕停聚不化，濕邪困脾，脾不散精所致。治療當健脾滲濕、利水消腫。方中黃芪、黨參、白朮、淮山藥、大棗健脾化濕，消除尿蛋白；薏苡仁、茯苓健脾利水；芡實健脾固澀，防止蛋白丟失；白茅根、陳皮、枇杷葉利尿、化痰除濕。

8. 鍾氏慢腎湯 ❽

【藥物組成】肉蓯蓉30克，山藥15克，黨參12克，黃芪、枸杞子各15克，益母草12克。

【加減變化】辨證加減：①肺腎氣虛型：面浮肢腫，面色萎黃，少氣無力，腰脊痠痛，舌淡苔白潤有齒印，脈細弱，加沙參、麥冬、山茱萸、百合。②脾腎陽虛型：浮腫明顯，面色蒼白，畏寒肢冷，神疲納呆或便溏，舌嫩淡胖，有齒印，脈沈遲無力，加肉桂、附片、淫羊藿、熟地。③肝腎陰虛型：頭暈耳鳴，舌紅少苔，脈細數，加知母、黃柏、丹皮、山茱萸、牛膝。④氣陰兩虛型：面色無華，少氣乏力，午後低熱或手足心熱，舌質偏紅、少苔，脈細，加五味子、女貞子、旱蓮草。辨病加減：①尿蛋白持續陽性加金櫻子，黃芪加量為30克。②有各類管型加白茅根。③紅血球較多加生地。④白血球較多加生地榆。⑤血壓偏高加鈎藤、杜仲。⑥浮腫者加車前子、白朮。⑦非蛋白氮增高加吳茱萸、法半夏。⑧合併感染加金銀花、連翹。

【功效】補脾腎，益精血，消水腫。

【適應病症】慢性腎炎正虛邪實。臨床除見腰膝痠痛，倦怠乏力，納少便溏外，還可有浮腫、血尿或尿蛋白持續陽性者。

【用藥方法】水煎服，每日1劑。

❽ 鍾磊，〈自擬慢腎湯治療慢性腎炎68例小結〉，《江蘇中醫》，1990，(11)：17～18。

【臨床療效】治療68例中，完全緩解37例，占54%；基本緩解19例，占28%；好轉8例，占12%；無效4例，占6%，總有效率82%。完全緩解的37例患者，有16例隨訪5年尚未復發，12例隨訪4年、9例隨訪3年均未見復發。

【經驗體會】中醫學認為慢性腎炎的本質是虛為主實為次，病變過程是由虛致實，因實更虛。病變臟腑主要是脾腎，基於此，其治療重點是補腎兼以祛邪。方中肉蓯蓉補腎壯陽，藥力和緩，溫而不燥，滋而不膩，補而不滯，既補陽又補陰，臨床用量以30克為好；山藥補脾益腎，味甘性平，作用和緩，不寒不燥，補而不滯，與肉蓯蓉配伍，補益脾腎，增強機體抗病能力，可收扶正祛邪之功效；益母草利水消腫，黃芪補氣運陽以利水；益母草可增加尿量，促進尿素氮、氯化鈉、鉀及尿酸的排泄，與黃芪配伍有利尿而不傷正之功。五臟之傷，窮及傷腎。腎為真陰所居，藏精屬水，慢性腎炎日久不癒，腎中真陰則不足，必將導致腎水虧損和精髓耗傷，故選用質潤多液之枸杞子滋補肝腎，以生精血。由於腎臟纖維化和腎小動脈硬化，使腎臟持久缺血血壓升高，故配與黨參補中益氣，現代醫學研究，它能增加機體抵抗力，提高紅血球及血紅蛋白數量，還能使周圍血管擴張而降低血壓。

9. 健腎丸 ❾

【藥物組成】熟地200克，山萸肉120克，山藥150克，菟絲子150克，覆盆子150克，懷牛膝150克，楮實子100克，金櫻子120克，枸杞150克，生黃芪200克，黨參150克，生白朮150克，黃精150克，木香50克。

【功效】健脾益腎，扶正固本。

【適應病症】慢性腎炎腎病型和腎病綜合徵經長期激素、細胞毒類

❾ 武志亘，〈健腎丸防治腎病復發的療效觀察〉，《山東中醫雜誌》，1991，(6)：17～18。

藥物治療後病情緩解，但免疫功能低下易復發。患者尿蛋白已陰性，免疫功能檢查常見低下，伴神疲乏力，倦怠，腰膝痠軟，納欠佳，脈沈弱，苔白膩，易出現感染現象。

【用藥方法】上藥烘乾研粉，水泛為丸，曬乾密封貯瓶備用。當激素減至1/3量時加服本藥，每日2～3次，每次6～10克，溫開水送服。

【臨床療效】以本藥治療26例以預防腎病復發，2年內復發1例，占4.5%，3年內復發2例，占9%，總復發率為13.5%。

【經驗體會】腎病綜合徵屬於中醫「水腫」範疇，其病機多屬脾腎氣虛，濕濁瀦留。脾主運化精微與水濕，腎司開闔，主藏精與水液的排泄。若脾虛運化失權，則難以攝取精微；腎虛則開闔失常，精氣失固，濕濁難泄。清失升而濁不降，故可見血脂升高，血清蛋白低下，尿蛋白外溢。西藥免疫抑制劑雖能使部分患者症狀得到緩解，但在用藥的同時，常有耗損人體正氣之弊，脾腎虧損，治療時稍有疏忽就會出現反跳或萌發感染。此時加用健脾益腎、扶正固本之劑，對疾病的康復十分有益。方中熟地、山萸肉、菟絲子、覆盆子、金櫻子、枸杞、楮實子、懷牛膝能陰陽並補、強腎固精；黃芪、黨參、白朮、黃精、山藥益氣健脾、扶正固本；木香理氣醒脾，使其補而不滯。實驗證明，益氣健脾藥對人體的細胞免疫和體液免疫有雙向調節作用，其中黃芪還可促進蛋白質合成，提高免疫球蛋白的含量。溫腎藥能有效維持皮質激素在體內的水平，減輕外源性皮質激素對腎上腺皮質的反饋抑制作用，防止因長時間使用激素而導致的腎上腺皮質萎縮，從而減少因激素撤減可能出現的反跳，這些作用可能是本方降低腎病復發率的重要因素。

10.健脾祛濕方 ⑩

【藥物組成】生黃芪20克，太子參15克，炒白朮10克，淮山藥12

⑩ 吳敏等，〈健脾祛濕方治療慢性腎炎頑固性蛋白尿的臨床研究〉，《江蘇中醫》，1991，(7)：5～7。

克，桑寄生、杜仲各10克，蜀羊泉、墓頭回、白花蛇舌草、益母草各15克，紫丹參20克。

【加減變化】陰虛者加生地、山萸肉；陽虛者加菟絲子、仙靈脾、巴戟天。

【功效】健脾益腎，清利化瘀。

【適應病症】慢性腎炎頑固性蛋白尿，脾腎氣虛兼濕熱者。主要表現顏面色少華，神疲乏力，腰背痠痛，脘悶納呆，肢體浮腫，口苦粘膩，或有皮疹瘡瘍，溲短黃赤。

【用藥方法】水煎服，每日1劑。

【臨床療效】治療52例，完全緩解8例，占15.38%；基本緩解19例，占36.54%；好轉20例，占38.46%；無效5例，占9.62%。近期總有效率90.38%。

【經驗體會】慢性腎炎蛋白尿的檢測，是對中醫辨證方法的補充。人體精微物質主要依賴脾的生化與統攝，腎的封藏與固攝，若因勞累過度或飲食不當或藥物所傷，或妊娠產後等因素，致脾腎兩虛，脾不升清，穀氣下流，腎失封藏，精微外泄，即可出現蛋白尿。或兼有病邪日久所化之熱以及久病多瘀的表現。方中黃芪、太子參、炒白朮、茯苓、桑寄生、杜仲健脾益腎，蜀羊泉、墓回頭、白花蛇舌草清利解毒，丹參、益母草活血化瘀。臨床中，應重視補氣藥的運用，因蛋白質的流失與氣虛不固關係最大，一般選用甘平味薄之品，溫而不燥，補而不膩使脾氣健運，升降自如，腎氣充足，精微自固。在清利解毒方面，忌用苦寒之品，當選用既能清利又能解毒之品，防止濕熱的滋生或加重；在活血化瘀方面，忌用峻猛耗氣之品，宜用養血和血的緩和之品，如丹參、紅花、雞血藤、益母草等。同時應注意外感、飲食、勞累、情感等誘發因素，防止復發。

11.完帶湯 ⓫

【藥物組成】白朮、山藥各30克，黨參6克，白芍15克，車前子12克，黑芥穗、蒼朮各10克，甘草、陳皮、柴胡各3克。

【加減變化】尿蛋白在+++以上加黃芪、益母草、金櫻子各10克；腰痛劇烈者加川斷、杜仲、桑寄生各10克；顏面浮腫者加蘇葉、防風、生薑各10克；下肢浮腫者加帶皮茯苓、防己各10克。

【功效】補脾益腎，升陽舉陷，清化濕熱。

【適應病症】適用於慢性腎炎蛋白尿脾腎虧虛、攝納無權者。症見面黃倦怠乏力，脘悶腹脹納呆，便溏，舌淡苔白潤，脈虛弱。

【用藥方法】水煎服，每日1劑。

【臨床療效】治療23例，14例痊癒，6例有效，3例無效，有效率86.96%。

【經驗體會】蛋白尿是急慢性腎炎是一個常見症狀，其病機屬本虛標實。本虛表現在脾腎虛損，標實為濕熱、痰瘀互結。蛋白尿的產生，是脾氣下陷，腎精不足，不能攝納腎中精微，加上痰瘀濕熱，膠結不化，從尿竅泄出。故治療當補脾益腎、升陽舉陷、清化濕熱。完帶湯出自《傅青主女科》，原為治療帶下所設，今用於治療腎炎蛋白尿，頗為應手，方中白朮、黨參、山藥、白芍藥培補脾腎；蒼朮、車前子清化濕熱；黑荊穗、柴胡升舉脾陽，故對減少尿蛋白，改善腎功能，起到一定的作用。

12.益氣補腎活血祛風湯 ⓬

【藥物組成】黨參、黃芪、生地、益母草、丹參、澤瀉、鹿含銜草各15～30克，淮山藥、茯苓、丹皮、蟬衣、萸肉各12～15克。

【加減變化】兼外邪時先祛外邪；腎陽虛明顯加仙茅、仙靈脾；水

⓫ 陳樹人，〈完帶湯治療腎炎蛋白尿23例〉，《浙江中醫雜誌》，1991，(10)：439。

⓬ 尹丹峰等，〈益氣補腎活血祛風湯治療慢性腎小球腎炎經驗方介紹附119例臨床療效分析〉，《浙江中醫學院學報》，1992，(3)：26～28。

腫明顯先用真武湯合五苓散；大便溏泄暫不用生地，加廣木香；腹脹納差加佛手片、麥芽。

【功效】益氣補腎，活血祛風。

【適應病症】慢性腎炎脾腎氣虛型。主要表現面色萎黃，納差腹脹，腰膝痠軟，足跗微腫，小便清長，舌淡有齒痕、苔白，脈沈細弱者。

【用藥方法】水煎服，每日1劑。

【臨床療效】治療慢性腎炎蛋白尿患者119例，顯效57例，占47.9%；有效52例，占43.7%；無效10例，占8.4%。此外對提高血紅蛋白定量、降低血壓也有一定療效。對腎炎患者的主要症狀浮腫的有效率為93.75%，腰痠明顯改善者73.9%。

【經驗體會】慢性腎炎屬於中醫學「虛勞」範疇，脾虛和腎虛是本病的主要病理所在，但不可忽視尚有邪實的一面。脾腎不足可導致陰陽氣血失調，而臟腑失調又可生濕化熱，出現氣滯血瘀諸變，外邪也易乘虛而入。體內病理產物的大量瀦留，又影響臟腑功能，成為進一步致病原因。根據此病因病機制定益氣補腎活血祛風的治療原則，方中黨參、黃芪補脾益氣，生地、淮山藥、山萸肉補腎攝精，益母草、丹參、丹皮活血化瘀，澤瀉、茯苓利水消腫，鹿銜草、蟬衣祛風散邪。臨床實踐證明本方能明顯地改善尿蛋白，提高血紅蛋白和血漿總蛋白。

13.益腎解毒消蛋湯 [13]

【藥物組成】黃芪15克，黨參15克，益母草30克，大黃3克，蒲公英30克，陳皮10克，金銀花30克，生地30克，杞果20克，白朮15克，元參15克，茯苓20克，丹參15克，蜀羊泉30克，甘草6克。

【加減變化】浮腫去元參、生地、杞果，加茅根、車前子、澤瀉；腎陽虛去元參、生地，加附子、肉桂；腎陰虛加何首烏、山萸肉、熟地；

[13] 王欣華，〈益腎解毒消蛋為治療慢性腎炎55例的臨床療效觀察〉，《河南中醫》，1993，(2)：70～71。

血壓高去黨參，加槐花、龍牡、夏枯草；尿血加仙鶴草、小薊、地榆炭。

【功效】健脾益氣，補腎澀精，清熱解毒。

【適應病症】慢性腎炎蛋白尿脾腎虧虛而夾有熱毒蘊結者。症見頭暈身腫，面色蒼白，神疲乏力，腰痠痛，食慾不振，反覆感冒，舌質淡紅，苔黃，脈沈數。

【用藥方法】水煎服，每日1劑。

【臨床療效】治療55例，治癒42例，顯效5例，有效4例，無效4例，總有效率93%。

【經驗體會】慢性腎炎屬於中醫「水腫」、「水氣」、「腫脹」等範疇。慢性腎炎因長期尿蛋白，紅血球流失而加重脾腎虛弱，陰精虧虛；反之，脾腎虛弱，陰精虧虛，會導致尿蛋白、紅血球的流失日趨嚴重。所以，補腎攝精法應作為治療慢性腎炎蛋白尿的基本治法，應貫穿於整個治療過程的始終。另外，濕濁、瘀血又是疾病過程的產物，成為新的致病因素。因此治療宜補腎健脾、清熱解毒、利濕化瘀同施。此外，飲食對慢性腎炎的康復亦十分重要，一般蛋白質流失過多者，多食用一些含有優質蛋白質的食品，如乳類、肉類、魚類、豆製品；嚴重貧血，可補充一些含鐵、維生素B12、葉酸豐富的食物，如木耳、紅棗、龍眼肉、赤小豆及各種綠葉菜；浮腫者可選擇有利尿作用的食物，如西瓜、綠豆、赤小豆、茄子、絲瓜、冬瓜等；要限制食鹽及刺激腎臟實質細胞的實物，如酒、辛辣調味品和含揮發油、辣素、草酸多的蔬菜，如菠菜、韮菜、芹菜、蒜苗、洋蔥等。

14.劉氏腎炎合劑 ⑭

【藥物組成】①腎炎散：穿山甲、海藻、烏梢蛇、殭蠶、龜板各3克，琥珀、血蠍、海馬各1克；②腎炎湯：白朮15～60克，黃芪20～60克，

⑭ 劉璽珍等，〈腎炎合劑治療慢性腎炎176例療效觀察〉，《河北中醫》，1993，(4)：3。

太子參20克，山藥20克，毛冬青30～60克，益母草30～90克，皂角刺、石葦、連翹各15克，乾蟾蜍皮3～5克。

【加減變化】根據辨證，在腎炎湯基礎上酌情化裁。面色黃白，肢體浮腫，畏寒肢冷，腰膝痠軟，舌黯淡胖大質嫩，苔白潤，脈沈遲，為脾腎陽虛，腎炎湯去乾蟾蜍皮、連翹，加鹿角、附子；面浮肢腫，面色潮紅，五心煩熱，口苦咽乾，頭暈耳鳴，舌紅少苔，脈細數，為肝腎陰虛，腎炎湯加旱蓮草、女貞子；面色萎黃，納呆，頭暈耳鳴，口乾失眠，腰痠乏力，浮腫較輕，舌淡有裂痕，苔少花剝或光瑩無苔，脈細數，為氣陰兩虛，腎炎湯重用太子參、山藥，加黃精、玉竹；面色萎黃，神疲乏力，脘悶納呆，浮腫，大便溏，小便少，舌淡胖，苔白膩，脈濡弱，為脾虛濕困，腎炎湯重用白朮，加蒼朮、茯苓；口苦咽乾，喉痛，皮膚瘡癤，小便短赤，舌質紅、苔黃膩，脈滑數，為濕熱蘊結，腎炎湯去太子參、山藥，加土茯苓、金銀花；面色晦黯，蛋白尿、血尿、浮腫久治不癒，舌紫黯或有瘀斑瘀點，脈沈澀，為瘀血阻滯，腎炎湯重用益母草、毛冬青，加地龍。

【功效】補脾益腎，活血解毒。

【適應病症】慢性腎炎普通型、腎病型。症見身腫而白，神疲倦怠，納呆腹脹，舌暗淡，脈沈細。

【用藥方法】以腎炎散諸藥共研細末，裝入空心膠囊，分3次服用，1日服完，兒童酌減；腎炎湯水煎服，每日1劑。二方合用，稱為腎炎合劑，2月為1療程。

【臨床療效】治療176例，其中完全緩解106例，占60.2%；基本緩解38例，占21.6%；有效19例，占10.8%；無效13例，占7.4%；緩解率81.8%。總有效率92.6%。

【經驗體會】慢性腎炎是一種頑固疾病，由於病程較長，大量精微物質外漏，故多表現於虛證，但並非單純的虛證，而是虛實並存、寒熱互見，錯綜複雜。現代醫學認為本病是一種免疫反應性疾病，並伴有反覆感染和高凝狀態。腎炎合劑即以此為組方依據，方中海馬、黃芪、白朮、山藥、太子參補益脾腎，增強機體免疫力；穿山甲、毛冬青、海藻、皂角刺、益母草、琥珀、血竭活血化瘀，調整腎臟血液循環；連翹、殭蠶、烏梢蛇、乾蟾蜍皮清熱解毒，祛風抗過敏，抑制免疫反應；龜板滋陰補腎，以防止蟲類藥走竄傷陰。全方共奏補脾益腎、活血化瘀、清熱祛風、改善腎功能。

15.健脾補腎湯 ⑮

【藥物組成】黃芪、芡實、黃精、益母草、菟絲子各20～30克，黨參、白朮、淮山藥各15～20克。

【加減變化】浮腫明顯者加黑丑、豬苓；伴高血壓者加石決明、牛膝；血尿者加旱蓮草、白茅根；尿蛋白經久不消者加蟬蛻、山茱萸；形寒肢冷者加附子；腰痛明顯者加續斷、杜仲；五心煩熱者，加銀柴胡；陰虛火旺者加黃柏、知母、麥冬；咽喉腫痛者加銀花、牛蒡子；胸悶納呆者加薏苡仁、山楂。

【功效】健脾補腎，補血活血。

【適應病症】慢性腎炎脾腎氣虛，氣血生化無源，臨床尿蛋白持續陽性伴貧血者。症見面色萎黃，自汗乏力，易感冒，或有水腫，脈細無力。

【用藥方法】水煎服，每日1劑，3個月為1療程。

【臨床療效】治療68例，其中完全緩解31例，占45.6%；基本緩解19例，占28%；好轉12例，占17.6%；無效6例，占8.8%。總有效率91.2%。

【經驗體會】現代醫學認為慢性腎炎的發生、復發、遷延不癒，與某些細菌或病毒的感染有關。中醫認為其發生、發展是由於「外邪侵襲，內傷脾腎」，脾腎功能失調，陽氣虛損，使體內水精散佈，氣化發生障礙；

---

⑮ 段志生，〈健脾補腎湯治療慢性腎炎68例療效觀察〉，《湖南中醫雜誌》，1994，(1)：11～12。

久則陽虛寒盛，寒濕凝滯，氣血運行不暢，導致氣血瘀滯。筆者根據《景岳全書・腫脹》中「水腫證以精血皆化為水，多屬虛敗，治宜溫脾補腎，此正法也」的論述，認為慢性腎炎以脾腎虛損為本，氣虛血瘀是慢性腎炎病理變化的重要環節。治療當補腎健脾、活血化瘀。方中黃芪、黨參、白朮、淮山藥健脾益氣；菟絲子、芡實溫腎固澀；黃精補血益精；益母草活血化瘀、通經利水，諸藥配合具有健脾補腎、補血活血的功能。據現代藥理研究，健脾益氣，補腎固澀之品大多有增強免疫和促進調節的作用。其中，黃芪有利尿，強心，降壓，擴血管，改善腎血流量，降低尿素氮，調整免疫平衡，減輕免疫複合物對腎小球基底膜的損傷作用，用量常3倍於常規劑量。黨參有增強巨噬細胞功能的作用。二藥合用有調整機體免疫功能，改善機體代謝，減少蛋白質的流失作用。益母草可以擴張腎血管，提高腎血流量，改善微循環，而且可以調節免疫功能。

16.雷公參芪湯 ⑯

【藥物組成】雷公藤、金櫻子各20克，黨參、益母草、薏苡仁、丹參、旱蓮草各30克，黃芪60克，白朮、大黃各10克。

【加減變化】腎陽虛加附子、肉桂；腎陰虛加生地、山萸肉；血尿明顯加大薊、茜草；水腫重加澤瀉、豬苓、車前子。

【功效】益氣健脾，固腎澀精。

【適應病症】慢性腎炎蛋白尿持久難消，疲勞則蛋白增多，休息後減少，伴倦怠乏力，面色虛浮，神疲氣短懶言，腰痠膝軟，夜尿多，遺精陽萎，或帶下清稀，舌淡苔薄白，脈沈細等脾腎虧虛、精關不固者。

【用藥方法】水煎服，每日1劑，低鹽飲食，3個月為1療程。

【臨床療效】治療50例，完全緩解28例，基本緩解13例，好轉5例，無效4例，總有效率92%。

【經驗體會】雷公參芪湯中益母草、大黃、丹參清熱活血化瘀，有

⑯ 李樫，〈自擬雷公參芪湯治療慢性腎炎50例〉，《廣西中醫藥》，1995，(1)：34。

明顯降低血粘度和紅血球凝集性，增強機體細胞免疫和體液免疫，抗變態反應性炎症，改善腎臟的血液循環，促進腎臟病理損害的修復和纖維蛋白吸收等作用；雷公藤能消減尿蛋白，降低血脂，提高血清白蛋白，消除水腫，降血壓等，且作用快速；黨參、黃芪、白朮、金櫻子、旱蓮草、薏苡仁健脾益氣補腎，能提高機體免疫能力，改善消化功能，促進蛋白合成，對提高血漿蛋白有一定的作用。諸藥合用有健脾補氣、益腎消腫之功，可促進腎臟功能的恢復，故療效較好。

17.健脾補腎方 ⑰

【藥物組成】黃芪、山藥、白茅根、丹參、芡實各30克，黨參、白朮、金櫻子、旱蓮草、覆盆子、菟絲子、益母草、枸杞子各15克。

【加減變化】浮腫明顯者加車前子、豬苓；腰膝痠軟加仙靈脾、巴戟天；畏寒肢冷加附子、肉桂；熱毒夾濕加蒼朮、黃連。

【功效】健脾補腎。

【適應病症】慢性腎小球腎炎腎病型或普通型以脾腎氣虛為主者。

【用藥方法】水煎服，每日1劑，連續治療21天。

【臨床療效】治療21例，其中治癒（腎炎症狀體徵消失，實驗室檢查正常，尿常規中蛋白轉陰）8例；好轉（腎炎症狀、體徵緩解或減輕，實驗室檢查好轉，尿常規中尿蛋白減少）12例；無效（腎炎症狀體徵無變化，實驗室檢查無明顯改善）1例。總有效率95.24%。

【經驗體會】慢性腎炎以水腫、高血壓、蛋白尿為主要臨床表現，病程較長，其病多虛，虛久為勞故名虛勞。探其病機，多責之於脾腎不足，陰陽兩虛。腎為先天，脾為後天，兩臟相濟，溫運全身，若腎病日久，不能溫煦脾土，必致脾氣虧虛；脾主運化水濕，脾虛則運化失司，土不制水，腎主蒸化，腎虛氣化功能失調，三焦決瀆失職，影響膀胱氣化，導致水液瀦留，泛溢肌膚產生浮腫。脾化生水穀精微，蛋白屬精微

⑰ 張明亞等，〈健脾補腎方治療慢性腎炎21例〉，《光明中醫雜誌》，1996，(4)：38。

部分，脾虛中氣不足，則溲便為之變，腎主封藏，腎氣虧虛，封藏失權，則精脂下流，精微外泄(出現蛋白尿)。精微屬陰精，流失過多，陰損及陽，導致陰陽兩虛之證，若陰虛陽亢，水不涵木，則出現眩暈(高血壓)。今用健脾補腎方，方中黃芪、黨參、白朮益氣健脾，補土制水，金櫻子、芡實、菟絲子、山藥益腎固澀，脾腎雙補，白茅根利水消腫，涼血止血，對消除尿中細胞管型誠有良效，丹參、益母草活血祛瘀，通絡利水，現代醫學研究證明，活血化瘀藥可以抗感染，改善腎血流量，促進腎小球病變的恢復，旱蓮草、杞果滋陰補腎，與益氣藥相合，陰陽相濟，溫而不燥，滋而不膩，諸藥合用，脾腎同治，扶正祛邪，使浮腫得消，蛋白得除，五臟得養，諸症皆安。至於慢性腎炎合併腎功能不全時，濁邪壅塞三焦，氣不得升降，病情危重，應抓住疾病過程中的某一階段的主要矛盾進行辨證施治。

18.固精湯 ⑱

【藥物組成】黃芪15克，黨參15克，升麻10克，葛根12克，山茱萸12克，桑寄生15克，墨旱蓮10克，金櫻子15克，菟絲子12克，枸杞子12克，白茅根10克，薏苡仁30克。

【加減變化】尿中蛋白++以上加玉米鬚30克，蟬蛻10克，罌粟殼3克；尿中紅血球+以上加小薊15克，仙鶴草15克，茜草10克；尿中白血球+加石葦12克，蒲公英15克，鹿銜草12克；尿中管型者加丹參12克，通草5克；高血壓者加杜仲12克，茺蔚子6克。

【功效】補腎固精，健脾益氣，利濕消腫。

【適應病症】慢性腎小球腎炎脾腎虧虛，臨床蛋白尿持續陽性者。

【用藥方法】每日1劑，水煎2次，將2次藥液混合分2次內服，1個月為1療程，連續治療3個月。

---

⑱ 陸佩琚等，〈自擬固精湯治療慢性腎小球腎炎蛋白尿21例〉，《廣西中醫藥》，1997，(1)：27。

【臨床療效】治療21例，其中完全緩解2例，基本緩解5例，好轉8例，無效6例，總有效率71.43%。

【經驗體會】中醫無「腎炎」之病名。慢性腎炎屬中醫的「水腫」、「虛損」等範疇，蛋白尿在中醫古籍中無相應記載，根據其表現可歸於「精氣下泄」範疇。「腎者主蟄，封藏之本，精之處也」，闡明腎為先天之本，藏其陰而寓元陽，腎受五臟六腑之精而藏之，腎精只宜固藏不宜泄漏。「脾主統攝，升清降濁」，闡明脾能攝清降濁。若腎失封藏，脾失健運，則精華不升反而下泄，因此脾腎虛損貫穿慢性腎炎的始終，在其病機演變中起重要作用。慢性腎炎蛋白尿持續不消，就是由於腎氣不固，精氣外泄和脾不統攝，精氣下泄所致。因此培補脾腎是治療慢性腎炎蛋白尿的有效法則之一。自擬固精湯方用桑寄生、墨旱蓮、金櫻子、菟絲子、枸杞子補腎固精為君；生黃芪、黨參、白茅根、薏苡仁益氣攝血，健脾利濕為臣；升麻、葛根升陽舉陷為佐使。全方共奏補腎固精、健脾益氣、利濕消腫之功能。以臨床隨症加減用藥，可提高療效。

19.益腎清利湯 ⓳

【藥物組成】黃芪15克，白茅根12克，女貞子10克，菟絲子10克，白花蛇舌草15克，益母草15克，墨旱蓮草10克，山茱萸8克，益智仁15克，半邊蓮10克，黃柏6克，杜仲10克，牡蠣15克，茯苓12克。

【加減變化】氣虛重者加太子參；瘀血者加丹參、赤芍藥；下焦濕熱者加滑石、知母；納差、腹脹者加砂仁；血壓偏高者加夏枯草、地龍；水腫明顯者加防己、赤小豆；尿蛋白明顯者加金櫻子、芡實。

【功效】補腎，益氣化瘀，清利濕熱。

【適應病症】慢性腎小球腎炎腎病型脾腎氣虛，水濕內停者。

【用藥方法】先將藥物用冷水浸泡15～20分鐘，浸透後煎煮。取2

⓳ 陳瑞林等，〈益腎清利湯治療小兒慢性腎小球腎炎56例〉，《河北中醫》，1998，(2)：88。

次煎好藥液混合，總量約200～300ml，分3～4次口服。

【臨床療效】治療56例，其中完全緩解24例，基本緩解20例，好轉8例，無效4例。總有效率94.6%。其中服藥最短者為30日，最長者4個月。

【經驗體會】慢性腎小球腎炎是一組免疫性腎小球疾病，臨床表現為病程長，有蛋白尿、血尿、水腫、高血壓等症狀。中醫認為該病屬虛勞、腰痛範疇。其病因病機錯綜複雜，多為虛實夾雜，以虛證為多。脾腎兩虛，氣不化水，水濕內停為本病的內在因素。風寒濕熱為其誘因。臟腑、氣血、三焦氣化功能失調是構成本病的病理基礎。自擬益腎清利湯方中黃芪補氣固表；山茱萸固精養陰；菟絲子補陽益陰固精；杜仲、女貞子補益肝腎；半邊蓮、黃柏清熱燥濕去濁；茯苓、白茅根、白花蛇舌草清熱利水滲濕；牡蠣澀清氣而利水氣，助黃芪、山茱萸補腎攝精；益智仁溫腎攝精以固腎氣；益母草活血化瘀、補氣和血；墨旱蓮草補腎滋陰。諸藥合用共奏補腎益精、益腎清利、益氣化瘀、清利濕熱之功效。通過臨床療效觀察，患兒一般不加用激素治療。對已使用激素治療的患兒經用益腎清利湯治療後，激素逐漸減量至停用，未見有反跳現象。筆者認為慢性腎炎的治療是一個長期的過程，用藥需長期時間的治療，需守方守法。對蛋白尿頑固不消者，在本方的基礎上辨證加減，療效明顯佳。

20.益腎湯 [20]

【藥物組成】黃芪、芡實、石葦、白茅根、益母草、丹參各30克，黨參、淫羊藿各15克，蘇葉、蟬衣各10克。

【加減變化】肺腎氣虛加白朮、白果、防風；脾腎陽虛加仙茅、白朮、山藥；肝腎陰虛加女貞子、旱蓮草、山茱萸；氣陰兩虛加太子參、枸杞子、五味子；合併呼吸道感染加銀花、連翹、蒲公英；皮膚瘡癤加白花蛇舌草、蒲公英、土茯苓。

---

[20] 徐小周，〈益腎湯治療慢性腎小球腎炎86例〉，《陝西中醫》，1999，(10)：444。

【功效】益氣健脾，補腎固精，祛風散邪，清熱解毒，活血化瘀，利水消腫。

【適應病症】慢性腎小球腎炎普通型，以肺脾腎虧虛，又感風寒濕熱毒為主。

【用藥方法】每日1劑，水煎分2次溫服，30天為1療程，連服2～3個療程。

【臨床療效】治療86例，其中完全緩解22例，基本緩解38例，好轉19例，無效7例，總有效率91.9%。

【經驗體會】本病的發生緣於正氣不足，臟腑虧損，由於肺、脾、腎虧虛，又感風寒濕熱毒邪，邪正交爭，正不勝邪，致病情遷延不癒，久病入絡。現代醫學研究亦表明，本病的形成和反覆發作，與機體免疫功能低下，易遭受微生物侵襲，體內長期存在感染病灶，導致體內持續存在免疫反應，損害腎組織有關。在其發病原理中，以補體系統的啟動、中性粒細胞的浸潤及毛細血管內凝血最為重要。故治療上宜扶正祛邪，攻補兼施。扶正以益氣固表、健脾補腎為主，祛邪宜清熱解毒、祛風除濕、活血化瘀貫徹始終。益腎湯中以黃芪、黨參益氣固表、健脾補中，芡實、淫羊藿益腎固澀、陰陽雙補，石葦、白茅根清熱利濕、涼血解毒，丹參、益母草活血利水、化瘀通絡，蘇葉、蟬衣既能驅逐風邪，又可開宣肺氣，發汗消腫以利水之上源，增強消腫利尿之功。

21.益腎秘真湯 [21]

【藥物組成】熟地、山萸肉、茯苓、車前子、牛膝、杜仲、山藥、桑螵蛸各15克，丹參、疳積草、甘草各25克，生黃芪50克。

【加減變化】高血壓加天麻、菊花各10克，鈎藤15克，羅布麻葉20克；水腫較明顯者加肉桂10克，製附子15克，澤瀉30克，茯苓加重到

[21] 李濟民，〈益腎秘真湯治療慢性腎小球腎炎172例〉，《陝西中醫》，1999，(10)：445。

50克；尿蛋白++以上者加金櫻子、芡實各20克；血尿加丹皮10克，白茅根20克，生地易熟地20克。

【功效】補腎固精，活血化瘀，利水消腫。

【適應病症】慢性腎小球腎炎普通型。

【用藥方法】上藥分2次文火水煎，每日1劑，30天為1療程。

【臨床療效】治療172例，其中臨床痊癒（症狀及體徵全部消失，各種化驗結果正常，停藥後2年未見復發）98例；好轉（症狀及體徵全部或部分消失，尿蛋白+或微量）63例；無效（臨床症狀及體徵，各種化驗均無變化）11例。總有效率93.6%。治療時間最長為3個療程，最短時間為1個療程。停藥後隨訪最長時間為11年，最短時間為2年。

【經驗體會】筆者認為本病為本虛標實之證，本虛為腎氣虛弱，精關不固，腎之真微隨小便暗遺而出現頑固蛋白尿。方中熟地黃、山萸肉、杜仲、山藥、桑螵蛸補益腎氣，固秘真微，且具有保護和增加健存腎單位功能；標實為水濕不能氣化，泛溢肌膚而為水腫。故用茯苓、車前子利水而不傷腎；久病而致血瘀，故用丹參、牛膝活血去瘀；痟積草具有化瘀利水，消除蛋白尿之功；方中重用黃芪、甘草，黃芪能改善腎功能，使血肌酐下降，且有利尿、消除蛋白尿作用。甘草作用有二：一是調和諸藥，二是有類似腎上腺糖皮質激素之作用，且無毒副作用，但水腫較明顯者不宜重用，恐水濕瀦留，水腫難消。黃芪、甘草重用有升壓作用，高血壓型只用一般劑量。

㈡脾腎陽虛

1.溫腎方 ㉒

【藥物組成】黃芪12克，鎖陽、丹參、茯苓各10克，益母草、附子、

㉒ 王永鈞等，〈溫腎方恢復慢性腎炎腎功能的觀察附40例臨床療效分析〉，《中國中西醫結合雜誌》，1985，(3)：159～160。

澤瀉各6克。

【功效】 溫腎益氣，活血利水。

【適應病症】 慢性腎炎普通型脾腎陽虛。症見腰痠乏力，畏寒肢冷，夜尿增多，或尿量減少，肢體浮腫，脈細弱，苔白膩。

【用藥方法】 以上藥製成合劑，每日口服60ml，分2～3次服，3個月為1療程。

【臨床療效】 治療40例，能明顯改善臨床症狀，減輕或消除水腫，治療前後24小時內生肌酐清除率值明顯提高。

【經驗體會】 筆者在研究原發性腎小球腎炎的中醫辨證規律時發現，腎陽氣虛的證候，與腎功能減損存在密切的相關性，而衛陽不固、陽損及陰、腎絡閉阻、濕濁內留，以及溺毒入血、攻心上腦諸症，則由腎陽虛所生，因此，證候辨析應牢牢抓住腎陽氣虛這一關鍵，臨床治療宜正確運用溫腎益氣這一法則。基於此，筆者根據「陽根於陰、陰根於陽」，「少火生氣、壯火食氣」的中醫理論，選用黃芪、鎖陽補益腎氣，稍加附子引補益藥達下焦，少火以生氣，增入丹參、益母草和血以通腎絡，茯苓、澤瀉甘淡以滲水濕，共同組成以溫腎益氣為主的複方。經臨床觀察，發現該處方能：⑴改善慢性腎炎病人腎陽氣虛的證候，其中尤以腰痠、乏力、夜尿頻多、畏寒怕冷等症狀的好轉為顯著。⑵有溫和的利尿作用，且能鞏固西藥利尿劑的效果，具有消腫而不傷腎氣的特點。⑶提高腎貯備能力。另外，慢性腎炎的治療，一需力爭早期，要求在發生腎衰竭之前便接受系統的、正確的中西醫結合治療，這對維護和恢復部分腎小球功能、減少腎衰竭的發生，延長生存時間，提高活動能力，都是很有意義的；二是衡量藥效，不能單純以消除水腫、減少尿蛋白為主要標準，而應結合內生肌酐清除值的測定來瞭解腎小球功能的變化。

2. 固腎澀精方 ㉓

【藥物組成】 菟絲子15～30克，五味子9～12克，覆盆子15～30克，枸杞子12～15克，車前子15～18克，芡實15～30克，金櫻子15～30克，黃芪18～30克，陳皮9克，黃柏6～12克。

【功效】 固腎澀精。

【適應病症】 慢性腎炎脾腎兩虛以腎虛為主、精關不固而致蛋白尿者。臨床表現為長期尿蛋白陽性，疲勞後加重，休息則減輕，伴面色虛浮，倦怠乏力，神疲氣短懶言，腰痠膝軟，夜尿多，男子遺精陽萎，女子帶下清稀量多，舌淡苔薄白，脈沈細。

【用藥方法】 水煎服，每日1劑。

【臨床療效】 治療10例，治療後有9例24小時尿蛋白定量明顯降低，臨床症狀改善明顯。

【經驗體會】 固腎澀精方由水陸二仙丹與五子衍宗丸加味而成，主要針對病程較長，中醫辨證為脾腎虛損、腎失固攝的腎炎患者而設。從藥物組成看，以上兩方藥物均能入腎經，多為補益藥。方中五味子、覆盆子、芡實、金櫻子具收澀之性，故此兩方合用，補而兼固，有益下封藏之功，實為補腎益精、扶陽固澀之良方。芡實可以健脾，又加黃芪、陳皮，以助益氣健脾之力。動物實驗證明，黃芪還有利尿、降壓、消除蛋白尿的作用，腎炎病人選之最宜。配陳皮，意在使本方補而不滯。加黃柏，旨在糾本方偏溫之性，力求處方穩妥，可長期服用。本方對明顯浮腫、血尿、氮質血症患者，皆不宜應用。在服藥過程中，如病人因勞累、感冒等原因而致尿蛋白量增加、症狀加重時，應根據急則治標的原則，暫停本方，待病情穩定後再用之。

㉓ 郳嘉琛等，〈固腎澀精方治療腎炎蛋白尿的體會〉，《山東中醫雜誌》，1987，(2)：21。

3.黃芪湯 ㉔

【藥物組成】黃芪、黨參、防己、椒目、附子、肉桂、乾薑、甘草、白朮、茯苓、澤瀉、陳皮。

【加減變化】兼水濕者全身高度浮腫，伴胸水、腹水、陰囊水腫，舌淡胖苔少，脈沈緩，治以溫陽利水，五苓散合五皮飲加減；兼濕熱者心煩口苦，小便短赤澀痛，舌紅苔黃，脈滑數，治以滋陰清熱補腎，知柏地黃湯加減。

【功效】溫補脾腎，扶正固本。

【適應病症】蛋白尿持續陽性+++以上，經激素或環磷醯胺治療無效，中醫辨證為脾腎陽虛，兼有濕熱或血瘀。症見面色黃白無華，腰膝痠軟，形寒肢冷，腹脹便溏，食少納呆，體倦乏力，浮腫尿少，舌淡胖苔白膩，脈沈細無力。

【用藥方法】水煎服，每日1劑。

【臨床療效】治療50例，完全緩解27例，占54%；基本緩解6例，占12%；部分緩解15例，占30%；無效2例，占4%。總有效率96%。

【經驗體會】難治性腎病綜合徵的治療較為困難，預後亦較差。該類患者多用過大量的皮質激素或免疫抑制劑，耗傷了人體之正氣，臨床辨證多屬於脾腎陽虛，故治療時當溫補脾腎。方中重用附子、肉桂扶正固本，振奮脾腎陽氣，以利水消腫，消除蛋白尿；黃芪、黨參、防己、乾薑、白朮、茯苓、澤瀉、陳皮等有助於溫補脾腎、利水消腫，取其後天濟先天，先天助後天之效，以改善機體的代謝營養狀態，促進正氣恢復，增強衛外能力。治療的同時，要防止外感，調理飲食，避免勞倦。現代藥理學證明，附子、肉桂能改善垂體－腎上腺皮質功能，增進血液循環，改善腎功能，從而提高機體免疫力，調節體內免疫功能相對穩定，

㉔ 何建萍等，〈黃芪湯治療難治性腎病綜合徵50例〉，《遼寧中醫雜誌》，1988，(1)：24～25。

使病情緩解。黃芪等健脾補腎藥物可以改善機體的代謝營養狀態，促進正氣恢復，增強衛外能力。

4. **健脾方** ㉕

【藥物組成】黃芪、黨參各30克，白朮、苦參各15克，茯苓皮、熟地、淮山藥、桑寄生、五加皮、益母草、丹參各20克，山萸肉、杜仲各12克。

【加減變化】顏面浮腫嚴重者加麻黃9克、蘇葉10克、北杏仁15克；腰以下浮腫明顯者加熟附子、桂枝；陰虛陽亢明顯者加麥冬、知母、黃柏、龜板。

【功效】健脾益氣，溫補腎陽。

【適應病症】腎炎腎病型脾腎陽虛者。症見大量蛋白尿，伴面浮肢腫，面色蒼白，神疲乏力，納差便溏，四肢不溫，舌質淡胖，邊有齒痕，脈沈細者。

【用藥方法】水煎服，每日1劑。

【臨床療效】配合激素或環磷醯胺治療17例，完全緩解15例，顯著緩解1例，部分緩解1例。

【經驗體會】中醫學認為原發性腎病綜合徵屬於「水腫」範疇，大多由脾腎陽虛所致。脾陽虛不能運化水濕，也不能克制腎水；腎陽虛不能化氣，則水氣不行，結聚成水，並且蛋白尿的形成與脾腎氣虛關係密切。脾氣虛，則健運失職，水穀精微從尿中漏出；腎氣不足則精氣外泄，導出蛋白尿。故治療當健脾益氣、溫腎利水。方中黃芪、黨參、白朮、茯苓、山藥健脾益氣；熟地、山萸肉、杜仲、桑寄生、五加皮壯腰補腎；熟附子、桂枝溫陽利水，使脾氣旺盛、腎氣充足、病體康復。本方所用藥物有大補元氣、促進蛋白合成，使血漿白蛋白和球蛋白的比值升高的

㉕ 李國英，〈健脾方治療原發性腎病綜合徵17例〉，《新中醫》，1988，(11)：20～22。

作用，並有利尿、消腫、消蛋白之功，能補虛扶正、增強體質、調整陰陽和內環境的平衡，從而提高細胞免疫之功效，促進腎功能的恢復，減少強的松和環磷醯胺的副作用。

5. 溫腎活血利濕方 [26]

【藥物組成】附子10克，北黃芪30克，生地20克，丹參20克，益母草20克，澤瀉20克，茯苓15克，車前子15克。

【加減變化】脾腎陽虛加桂枝10克、白朮12克、巴戟天10克；氣陰兩虛加牛膝12克、女貞子15克、丹皮12克；血瘀者加當歸12克、赤芍12克；濕阻者加蒼朮10克、川朴12克、佩蘭9克；血壓高者加牛膝15克、牡蠣30克；血尿者加茜草根30克；蛋白尿較明顯者加萆薢15克、金櫻子20克；尿白血球增多者加魚腥草30克；胸水者加葶藶子12克；腹水者加大腹皮30克；便乾者加大黃6克。

【功效】溫補脾腎，活血利濕。

【適應病症】腎炎腎病型。症見尿蛋白較多，伴腰痠、疲軟、納呆、腹脹、身困重耳鳴、口乾、噁心等症。

【用藥方法】水煎服，每日1劑。

【臨床療效】治療49例，根據病情配合應用西藥：強的松10～20毫克，每日3次口服，或地塞米松10～20毫克，每日1次靜滴，病程穩定後漸減至維持量；環磷醯胺50毫克，每日3次口服，總量一般不超過12克；肝素100毫克，每日1次靜滴，15天為1療程；潘生丁50～100毫克，每日3次口服，20天為1療程。

【經驗體會】根據臨床觀察發現，在腎病綜合徵的病理過程中，腎氣虛是腎病綜合徵的病理基礎，氣陰兩虛是其基本特徵，濕邪可貫穿於疾病的全過程，水腫是其主要特徵，瘀血是其必然轉歸。方中附子、黃

[26] 呂志平等，〈多聯療法治療腎病綜合徵的療效觀察〉，《中醫雜誌》，1991，(9)：26～27。

芪溫補陽氣，有類似激素樣作用，可改善腎氣虛症狀，減少尿蛋白的排除，消除水腫；生地、黃芪益氣養陰，可減輕或消除激素的副作用；茯苓、澤瀉、車前子化濕利尿消腫，有抑制腎小球再吸收或促進腎小球濾過率，增加腎血流量，消除水腫；丹參、益母草、黃芪活血化瘀、益氣健脾，具有抗血小板聚集、促進纖溶活性、抑制內外凝血過程及對抗體外血栓形成等功用，並能擴張血管、改善腎臟有效循環血量、促進腎功能的恢復，對水腫、蛋白尿、高血壓等具有明顯的消退作用。

6. **複腎湯** ㉗

【藥物組成】 附片、黨參、補骨脂、炒白朮、陳皮、車前草、澤瀉各10克，豬苓、茯苓各15克，黃芪、益母草、淮山藥各20克，丹參30克。

【功效】 溫補脾腎。

【適應病症】 適用於慢性腎炎脾腎陽虛型患者。症見面色蒼白，畏寒肢冷，腰膝痠痛，倦怠乏力，大便溏泄，小便清長，舌體胖潤，脈沈弱。

【用藥方法】 每日1劑，水煎成500ml，分2次溫服，連續3個月為1療程。

【臨床療效】 治療後45例患者血清T3、T4明顯升高，與治療前比較有顯著意義。

【經驗體會】 現代研究發現，慢性腎炎患者存在著不同程度的甲狀腺激素的變化，主要表現為血清T3、T4降低，通過複腎湯的治療，患者低T3、T4有所改善，這是該方通過整體治療作用，扶助正氣，增強腎臟的代償功能，增加對病理產物的排出，減少瀦留的毒性物質及其繼發的病理生理反應而對甲狀腺激素代謝影響的結果。

㉗ 韓明向等，〈複腎湯對慢性腎炎脾腎陽虛型患者甲狀腺激素的影響〉，《中國中西醫結合雜誌》，1993，(3)：155。

7. 加味真武湯 ㉘

【藥物組成】 製附片9克，人參10克，黃芪20克，豬茯苓12克，白朮20克，巴戟天12克，仙靈脾15克，澤瀉20克，車前子30克，酒大黃10克，益母草30克，川牛膝10克，首烏10克。

【加減變化】 瘀血重者加炙水蛭、紅花、血竭；痰濕重者加葶藶子、漢防己、薑陳皮；傷陰者加女貞子、丹皮。

【功效】 溫補脾腎，利水降壓。

【適應病症】 慢性腎炎高血壓型脾腎陽虛證。臨床表現為收縮壓>21kpa，舒張壓>13kpa，伴顏面及下肢浮腫，腰困腿軟，怠倦乏力，納差嘔吐，頭暈目眩，尿量異常，舌體胖大有齒痕，脈沈弦。實驗室檢查尿常規改變，出現蛋白尿、管型尿等，腎圖提示腎功能損傷。

【用藥方法】 水煎服，每日1劑。

【臨床療效】 配合西藥治療19例，顯效12例，有效5例，無效2例，總有效率89.5%。

【經驗體會】 腎性高血壓是指由腎臟、腎血管疾患引起的高血壓證。一般降血壓藥物效果不理想。臨床發現部分慢性腎病高血壓屬於脾腎陽虛型，用真武湯加味效果較佳。真武湯助命門之火，對人體進行宏觀調整，配伍車前子、澤瀉滲濕利水，血容量減少則血壓可降。巴戟天、仙靈脾能增加大白鼠垂體前葉及卵巢的重量，可能有調整內分泌的作用，進而影響血壓和體液代謝。黃芪、人參益氣健脾，首烏滋陰補血，益精生髓，能改善尿蛋白丟失所致的精虧氣虛。益母草、川牛膝活血化瘀，引經下行，瘀血與水邪常常相互阻結為患，酒製大黃專攻血分，理氣散結，祛瘀生新。本方固腎以治腎性高血壓之本，利水活血以治病之標。

㉘ 張英等，〈加味真武湯對慢性腎性高血壓脾腎陽虛型19例治療〉，《河南中醫》，1993，(6)：271。

8.溫腎湯 ㉙

【藥物組成】熟附片、仙茅、紅參、黃芪、白朮、茯苓、白花蛇舌草、白茅根、益母草、丹參、桃仁、紅花、澤蘭、防己。

【加減變化】蛋白尿明顯者，倍用黃芪；血尿明顯倍用白茅根加藕節；浮腫明顯倍用益母草、黃芪、桑白皮；形寒明顯加乾薑、桂枝；血壓高者加菊花、川芎、牛膝。

【功效】溫陽健脾。

【適應病症】慢性腎炎陽虛水腫型。症見身腫，腰以下明顯，遷延不癒，脘腹脹滿，神倦肢冷，納減便溏，苔薄白，脈沈緩，或伴腰部冷痛，怯寒神疲，尿少色清，舌胖嫩，苔薄白潤，脈沈遲無力。

【用藥方法】水煎服，每日1劑。

【臨床療效】治療30例，其中完全緩解9例，基本緩解18例，無效3例，總有效率90%。

【經驗體會】慢性腎炎有部分辨證屬於脾腎陽虛型，治療當溫補脾腎、活血利水。方中熟附片、黃芪、黨參、白朮、仙茅溫陽健脾，以利水濕，消除尿蛋白。腎炎的病理變化，主要表現於局部腎組織的增生、變性、纖維化，營養不良改變或萎縮，這些病理變化相當於中醫「瘀滯」的實質，以溫通為主治療腎炎，對於改善腎功能，消除尿蛋白較單純益氣、健脾、補腎等療法好，較單用激素、環磷醯胺副作用少，且療效鞏固。本方選用益母草、丹參等活血祛瘀藥，意即在此。經長期觀察，丹參與生黃芪配伍，不僅有助於發揮活血祛瘀的作用，且能改善高凝狀態和腎功能，調節免疫和代謝狀況，促進組織修復和再生。腎炎的發生與遷延不癒，往往和感染有關，故本方選用白花蛇舌草、白茅根，以解毒利尿、消炎，且白茅根尚有涼血止血作用，服用後尿多腫消，血壓下降，

㉙ 董志軍等，〈自擬溫腎湯加溫針治療慢性腎炎30例臨床觀察〉，《黑龍江中醫藥》，1994，(1)：19。

尿檢逐步正常。

9.利水益腎活血湯 ㉚

【藥物組成】車前子、澤瀉各20克，茯苓30克，大腹皮15～30克，丹參20克，益母草30克，附子10克，黃芪30克，生地20克。

【加減變化】腎陽虛加仙靈脾、巴戟天；脾陽虛加白朮；肝腎陰虛加女貞子、枸杞子、首烏；血瘀加當歸、赤芍；濕重加蒼朮、川朴。另外對咽痛加連翹；皮膚搔癢加蟬蛻；血壓升高加牛膝、牡蠣；血尿加茜草；便結加大黃。

【功效】利水益腎活血。

【適應病症】慢性腎炎水腫期脾腎陽虛、水濕泛濫且兼瘀血者。症見全身水腫，腰痠腹脹，身困重，口乾耳鳴，腎區叩痛。

【用藥方法】水煎服，每日1劑，30天為1療程。

【臨床療效】79例患者治療後緩解25例，占31.6%；顯效42例，占53.2%；無效11例，占13.9%；死亡1例，占1.2%。總有效率84.8%。

【藥理】從藥理看，滋補腎陰藥如首烏、女貞子、枸杞等有促進淋巴細胞轉化功能，養陰藥對某些細菌還有抑菌作用，使用滋補腎陰法可能通過調節免疫，控制感染來改善患者機體狀態而收效。茯苓、澤瀉和五苓散等中藥，有抑制腎小球再吸收或促進腎小球濾過率作用，能使腎小球濾過率增加20～30%，並使腎血流量增加，體內鈉鹽及低閾的物質大量排出，使水腫消退。活血化瘀除一般認為能擴張腎血管，提高腎血流量，改善腎的微循環，增加纖維蛋白溶解性，減少血小板凝集，抗凝血，抗變態反應，抗炎，抗感染，減少炎性滲出，有助於免疫複合物的清除及病變組織的修復外，同時有抑制細胞及體液免疫作用。

【經驗體會】慢性腎炎水腫，一般認為與肺、脾、腎及三焦水液的

㉚ 呂志平等，〈利水益腎活血湯治療腎性水腫79例〉，《遼寧中醫雜誌》，1994，(2)：68。

代謝失調有關。其本在腎，其末在肺，其制在脾，其道在三焦，四者只能相得，不可相失。失之則水液停聚，留於肌膚而成水腫，治療應益氣溫陽、理氣行水、兼顧諸臟。方中用附子溫腎助陽，化氣利水；黃芪益氣行水，車前子、澤瀉、茯苓、大腹皮利水健脾，丹參、益母草活血利水，生地補腎滋陰，使利水而不傷陰。

10.益腎消炎湯 [31]

【藥物組成】巴戟天10克，葫蘆巴10克，山萸肉10克，枸杞子15克，生黃芪30克，金銀花20克，魚腥草20克，益母草30克，紅花10克，茯苓15克。

【加減變化】血壓高者加鈎藤15克，夏枯草10克，石決明30克；高血脂症者加何首烏15克，澤瀉30克，決明子15克；伴糖尿病者加天花粉30克，生地15克，玄參15克；浮腫明顯者加白朮10克，桂枝10克，車前草15克；尿頻、尿急、尿痛屬尿路感染者加黃柏15克，虎杖30克，半枝蓮30克；血尿者加仙鶴草20克，白茅根15克，茜草10克；消蛋白尿加黨參20克，蟬蛻10克，地龍10克；腹痛者加杜仲15克，川斷15克，淮牛膝15克。

【功效】益腎健脾，活血消炎。

【適應病症】慢性腎小球腎炎腎病型以脾腎陽虛，水濕泛濫為主。

【臨床療效】治療95例，其中完全緩解43例，占45.2%；基本緩解29例，占30.5%；有效14例，占15.6%；無效9例，占8.7%。總有效86例，占91.3%。對完全緩解和基本緩解病例進行了遠期療效觀察，患者每季度作常規化驗，每半年作腎功能復查。未復發30例，占69.7%，復發13例，占30.3%。在腎功能檢查中，血尿素氮8例不正常，血肌酐檢查10例不正常。在遠期療效追綜觀察中，未發現有副作用。

---

[31] 張文傑，〈益腎消炎湯治療慢性腎炎95例的臨床小結〉，《吉林中醫藥》，1995，(6)：9。

【經驗體會】慢性腎炎屬中醫「水腫」範疇，該病由於外感風邪水濕，皮膚瘀毒，飲食失節，勞傷太過而致肺失通肅，脾失轉輸，腎失開闔，水邪瀦留，泛溢肌膚所致，三臟之中，重點在腎，說明水腫的根本病變臟器在腎，然外邪侵襲亦不可忽視。現代醫學認為，慢性腎炎的反覆發作，纏綿難癒與溶血性鏈球菌和感冒病毒引起的變態反應有關。益腎消炎湯有補腎扶正，袪邪消炎的作用。本方巴戟天、葫蘆巴、山萸肉、枸杞既補腎陽又滋腎陰，能促進腎血管擴張，使血流加速，從而提高腎小球濾過率，產生利尿作用，重用黃芪可消除某些腎炎的蛋白尿。金銀花、魚腥草、益母草有清熱解毒，抗菌消炎作用，可抑制鏈球菌的感染。紅花、益母草有活血化瘀作用，實驗證明有抗凝和抑制血小板聚結及改善腎功能效果，它可通過抑制或增強免疫反應，或促進單核巨噬細胞系統的吞噬功能，促進炎症吸收，抑制變態反應炎症，或者通過抗凝血，改善局部組織血液供應及軟化纖維等作用，促進組織修復。茯苓健脾和中利水消腫。同時筆者在臨床過程中，發現蛋白尿的長期存在，與患者依然堅持正常工作有密切關係，因此筆者認為對長期蛋白尿者，向他們說明勞累對該病的危害，勸其注意勞逸結合，有條件者，除自理生活外，戒除一切勞動是非常必要的。在應用益腎消炎湯治療慢性腎炎過程中，對其併發症治療，也應給予高度的重視。

11.紫參湯 [32]

【藥物組成】紫石英40克，人參24克，仙茅30克，淫羊藿24克，刺蒺藜30克，核桃仁30克、丹參30克，茯苓24克，豬苓20克。

【功效】溫腎健脾，益氣活血。

【適應病症】慢性腎小球腎炎腎病型脾腎陽虛證。

【用藥方法】水煎，日1劑，20天為1療程。並以補法針刺腎俞、脾

[32] 趙丙治，〈紫參湯治療慢性腎炎89例〉，《實用中西醫結合雜誌》，1998，(11)：412。

俞、三焦俞；以藥物第3煎液用紗布浸透，外敷腎俞、脾俞、三焦俞，每次20分鐘，針刺完後即進行，日1次。

【臨床療效】治療89例，其中治癒（臨床症狀消失，尿蛋白及鏡檢血尿均消失，隨訪2年無復發）35例；明顯好轉（臨床症狀消失，尿蛋白及鏡檢血尿均消失，勞累後尿液鏡檢紅血球0–1/HP，休息後消失）30例；好轉（臨床症狀明顯改善，尿蛋白及鏡檢血尿較前明顯好轉）24例；無效（臨床症狀及尿蛋白及鏡檢血尿同前）0例。

【經驗體會】慢性腎小球腎炎，是由細菌、病毒、寄生蟲等多種病因導致的腎臟免疫反應過程，西醫治療以激素、利尿劑、免疫抑制劑、血管擴張藥物為主要手段，臨床效果較不理想，且藥物副作用較大，筆者臨床觀察，其臨床表現主要以眼瞼周圍、雙下肢浮腫，腰痠乏力或腰痛及周身乏力、眩暈，女性可閉經或數月不行，經行腰腹疼痛，量多有血塊；舌體胖大有齒印或有瘀斑、質淡，苔白或白滑，脈沈細滑或沈細澀。綜觀脈證，其為脾腎陽氣衰弱，溫化水濕無力，濕濁內停，氣血運行不暢，血脈阻滯為主要發病機理。故組方以溫腎健脾、益氣活血為主要治療原則；以紫石英、人參、仙茅、淫羊藿溫腎健脾益氣；茯苓、豬苓利水祛濕；刺蒺藜、核桃仁、丹參活血祛瘀。並以補法針刺腎俞、脾俞、三焦俞，同時以上煎藥液外敷以上穴位以佐其力。

12.加味腎氣湯 ㉝

【藥物組成】熟地、山藥、山萸肉各10～30克，澤瀉、丹皮、桂枝、茯苓、附子各3～10克。

【加減變化】尿蛋白>1.5克，重用山藥30～50克；紅血球>1.5克，加地榆、丹參10～30克，白朮、澤瀉、茯苓增加至20克；尿少、浮腫者茯苓、澤瀉各用30克，加大黃6～10克；頭暈、失眠、氣短、貧血者

㉝ 賀立忠，〈加味腎氣湯治療慢性腎小球腎炎34例〉，《陝西中醫》，2000，(10)：436。

加黨參或人參10克，黃芪、麥冬各20克，五味子30克；尿黃口苦者改熟地為生地30克，加黃柏、知母各20克；BUN>7.4mmol/L者加大黃、川芎各10克，丹參30克，黃芪20克。

【功效】溫養腎陽。

【適應病症】慢性腎炎腎病型、普通型以腎陽不足、水濕泛濫為主。症見肢體浮腫，腰以下明顯，按之凹陷不易恢復，畏寒肢冷，納呆便溏，夜尿多，面色灰滯或蒼白，舌質淡胖或有齒痕，苔白膩，脈沈遲無力。

【用藥方法】水煎服，日1劑，2月為1療程。

【臨床療效】好轉：自覺症狀消失或明顯改善；血尿和蛋白尿消失或明顯減輕；血壓正常和接近正常或維持在中等水平；腎功能正常或有所改善並穩定在一定水準。結果治療34例，其中1個療程好轉8例，2個療程好轉10例，3個療程好轉10例，4個療程好轉3例，5個療程好轉1例，無效2例，總有效率97.3%。

【經驗體會】慢性腎炎是一種免疫反應性疾病，在腎小球毛細血管及間質發生的細胞浸潤、水腫、增生等炎性改變，係由於沈積於腎小球毛細血管基底膜的抗原－抗體複合物啟動補體所致。中醫認為水腫為患，其本在腎，腎中陽氣是膀胱氣化和脾陽運轉的泉源，腎氣失調，則脾失溫養，其運轉制約水濕作用隨之減弱。膀胱缺少腎氣的溫化，氣化作用也因此而衰弱，因而小便不利，水濕停聚而成水腫。腎氣湯是溫養腎陽的要方，方中附子、桂枝補腎陽為主，然陽根於陰，故配以熟地、山藥、萸肉益其腎陰，以成陰陽互根之用。現代醫學研究，黃芪、大黃、丹參、川芎能降低血肌酐和尿素氮水平，改善脂質代謝，提高蛋白質合成率，增加對自由基的清除，改善腎臟功能；黨參、熟地能增加紅血球而抗貧血，川芎、白朮、茯苓有持久的降壓利尿作用，地榆不僅有止血作用而且還有抗炎消腫功能。根據症狀體徵的變化，合理運用加味腎氣湯治療慢性腎炎和輕度腎功能不全，能取得較滿意的療效。

㈢肝腎陰虛

1. 滋陰益腎方 [34]

【藥物組成】 懷牛膝、旱蓮草、豬苓、茯苓、桑寄生各12克，山萸肉、丹皮各9克，澤瀉15克，益母草25克，生地、石葦、白茅根各10克。

【加減變化】 兼見小便澀痛、灼熱、腰痛、少腹脹滿者，加滑石、金錢草；兼見頭脹痛、面烘熱、心煩少寐、血壓偏高者，酌加鈎藤、天麻、石決明；血尿頑固者，加用炒蒲黃、仙鶴草；身困乏力、便溏等氣虛明顯者，加黃芪、黨參；病情頑固，服藥有反覆者，加用三七、紅花。

【功效】 滋陰益腎。

【適應病症】 慢性腎炎腎陰虧虛。主要表現為眩暈耳鳴，腰膝痠軟，五心煩熱，舌紅少苔或無苔，脈細數者。

【用藥方法】 水煎服，每日1劑，45天為1療程，一般服用3個療程。

【臨床療效】 治療64例中，完全緩解17例，基本緩解18例，部分緩解22例，無效7例，總有效率達89%。

【經驗體會】 慢性腎炎在發生發展中，多數患者表現於腎陰虛為主，原因主要有：久用溫燥藥物損傷陰精；或久服滲利之品，陰液流失；或激素和免疫抑制劑的使用耗傷陰津；或腎炎水腫期，水不化津，溢於肌表；或濕遏日久，化熱傷陰。治療當以滋陰益腎、利濕化瘀。方中懷牛膝、山萸肉、旱蓮草、生地黃等滋補腎陰，以治其本；豬苓、茯苓、澤瀉滲利水濕，上藥配伍，滋陰而不留濕，利濕而不傷陰，相輔相成；丹皮、益母草活血化瘀，通絡利關，與豬苓、澤瀉相合，活血水自利；石葦、白茅根通利三焦膀胱，以防邪熱傷陰。諸藥合用共奏滋陰益腎，活血利水之效，故適用於腎陰虧虛所致慢性腎炎。

---

[34] 張喜奎，〈滋陰益腎方治療慢性腎炎64例〉，《陝西中醫》，1991，(7)：301。

2.腎性血尿方 [35]

【藥物組成】白花蛇舌草50克，旱蓮草15克，益母草20克，白茅根15克，茯苓10克，川牛膝12克，地龍8克。

【加減變化】陰虛熱象明顯者加知母、黃柏、澤瀉等；氣虛明顯者加黃芪、黨參；腎虛明顯者加熟地、菟絲子、山萸肉。

【功效】益腎行水，涼血解毒。

【適應病症】慢性腎炎以血尿為主要表現。症見五心煩熱，口燥咽乾，大便秘結，舌紅少苔，或面色少華，神萎體倦，舌淡紅、苔薄白等中醫屬陰虛火旺和脾腎兩虧者。

【臨床療效】治療30例，臨床治癒12例，占40%；顯效5例，占16.67%；好轉8例，占26.67%；無效5例，占16.67%。總有效率83.33%。

【經驗體會】筆者認為將血尿區分為腎小球血尿和非腎小球血尿對於中藥治療血尿的療效有一定的實際意義。腎小球血尿作為主要表現或唯一的臨床表現比較為常見，一直無特別有效的方法。臨床觀察發現，脾腎兩虧、腎陰不足是慢性腎臟損害的內在基礎，大部分患者在病程中都有不同程度邪實症狀，以濕熱邪毒為常見，陰虛生內熱，腎虧相火旺。因此，筆者選用白花蛇舌草、旱蓮草長期服用，白花蛇舌草久用無傷陽損脾之弊，旱蓮草涼而不寒，滋而不膩，兩藥為主，清熱、解毒、養陰、止血；輔以益母草、川牛膝引藥下行，益腎行水；佐以白茅根、茯苓清熱止血，健脾補中；根據久病成瘀的特點，加地龍等，活血通絡，在臨床上收到較好療效。

3.紅龍止血湯 [36]

【藥物組成】紅龍鬚40克，地榆炭、槐花炭、大薊、茅草根、山藥

[35] 吳耀炯等，〈腎性血尿方治療腎小球血尿臨床觀察〉，《江西中醫藥》，1993，(6)：33。

[36] 張道誠等，〈紅龍止血湯治療血尿症45例臨床觀察〉，《河南中醫》，1994，(2)：101。

各30克。

【功效】養陰止血，清熱涼血。

【適應病症】慢性腎炎陰虛內熱者，症見持續鏡下血尿，身腫腹脹，口乾少飲，納食欠佳，脈緩滑無力。

【用藥方法】水煎服，每日1劑。

【臨床療效】治療慢性腎炎和多種原因引起的血尿45例，顯效30例，有效12例，無效3例，總有效率93.33%。

【經驗體會】血尿是指小便中混有血液或血塊，尿液呈淡紅、鮮紅、櫻紅或淡醬油色。屬中醫「血證」範疇，筆者根據《濟生方》「夫血之妄行也，未有不因熱之所發」和《丹溪心法》「陽常有餘，陰常不足」的理論，認為血行脈中而喜寧其性屬陰，下焦血分有熱傷及陰絡，使血失寧，溢於脈外，滲於尿中而致血尿。陽盛陰虛是本病的總病機，清熱涼血、養陰止血為其治則，紅龍止血湯方中紅龍鬚又名楊柳樹根鬚（長在水溝邊最好），苦寒，有涼血止血通淋之功；配地榆炭，其性收斂，既能清降，又能收斂；槐花炭為涼血要藥；大薊消瘀血，生新血，止吐血；白茅根涼血止血，清熱利尿。五藥配伍，涼血止血，消瘀寧血，以求涼血不滯血，止血不留瘀。加一味山藥，貴在補脾益腎，即可補血，又可避免清熱傷正，以養為塞。全方清中有補，補中有清，達到制止出血調整血行的目的。

4. 滋陰補腎湯 [37]

【藥物組成】生地15克，山萸肉10克，丹皮10克，旱蓮草12克，麥冬20克，知母20克，石斛20克，懷牛膝15克，生黃芪15克，豬苓12克，茯苓12克，澤瀉15克，益母草15克，肉桂3克。

【加減變化】水腫明顯重用豬苓、澤瀉至30克，車前子20克；血尿

[37] 亢秋雲，〈滋陰補腎湯治療陰虛型慢性腎小球腎炎33例〉，《山西中醫》，1997，(5)：13。

明顯者加大小薊各30克，白茅根30克；咽痛者加板藍根15克，元參10克；小便澀痛、灼熱者加木通10克，滑石15克；血壓偏高者可酌加鈎藤15克，天麻10克，桑寄生20克；尿蛋白持續陽性者重用生地20克以上，麥冬、知母、石斛加至30克。

【功效】滋養腎陰，益氣健脾，活血利濕。

【適應病症】慢性腎小球腎炎腎病型以陰虛證為主。

【用藥方法】每日1劑，水煎早晚分服。治療4週為1療程。

【臨床療效】治療33例，其中完全緩解（水腫等症狀與體徵完全消失，尿蛋白檢查持續陰性或24小時尿蛋白定量持續小於0.2克，高倍鏡下尿紅血球消失，尿沈渣計數正常，腎功能正常）14例；基本緩解（水腫等症狀與體徵基本消失，尿蛋白檢查持續減少50%以上，高倍鏡下紅血球不超過3個，尿沈渣計數接近正常，腎功能正常或基本正常（與正常值相差不超過15%）12例；好轉（水腫等症狀與體徵明顯好轉，尿蛋白檢查持續減少1個+，或24小時尿蛋白定量持續減少25%以上，尿紅血球不超過5個，腎功能正常或有改善）5例；無效（臨床表現與上述實驗室檢查無明顯改善或加重者）2例。總有效率93.94%。

【經驗體會】慢性腎炎屬中醫水腫、虛勞範疇。其病程較長，久病傷正，故以正虛為主要矛盾，其發病機制為正虛邪實，正虛以脾腎兩虛為主，邪實主要是指風、熱、濕、瘀錯雜為病。大部分病人有不同程度的水腫，此係脾腎氣(陽)虛，水濕滯留所致。久病則陽損及陰，可致肝腎陰虛，或陰虛陽亢之證。脾氣虛失其統攝，不能升清，腎虛封藏失職，固攝無權可致蛋白尿。久之，則造成陰液精微流失，加重了腎陰不足；或治療中一味溫陽，過服溫燥劫陰之品，導致腎陰不足。由此可知，腎陰虛是慢性腎炎病變中的一個重要病機，陰虛型患者相當常見。因此，治療以滋養腎陰為主，兼以益氣健脾，活血利濕。滋陰補腎湯由六味地黃湯加味而成，方中生地滋陰養血以補肝腎，《本草疏注》謂生地「乃補腎之要藥，養陰血之上品」，合山萸肉、旱蓮草、麥冬、知母、石斛、懷牛膝以滋補肝腎之陰，以治其本。豬苓、茯苓、澤瀉均入腎經，淡滲利濕。丹皮、益母草活血涼血。黃芪益氣健脾，既可伍生地等補氣生血，又可配澤瀉、茯苓等利水退腫。妙在肉桂一味，根據中醫「陽生陰長」之理，故在眾多養陰藥中少佐助陽之品，正合《景岳全書》謂「善補陰者，必於陽中求陰，則陰得陽升而源泉不竭」之意。全方合用，共奏滋養腎陰，益氣健脾，活血利濕之功，以治本為主，治標為輔，標本兼顧，補虛而不留邪，分利而不傷正，療效較好。

㈣氣陰兩虛

1. 益氣養陰湯 [38]

【藥物組成】 太子參30克，綿黃芪30克，懷山藥15克，旱蓮草15克，枸杞子12克，山萸肉12克，桑寄生30克，杜仲12克，懷牛膝12克，車前子10克，生牡蠣30克，益母草30克。

【功效】 益氣養陰。

【適應病症】 慢性腎小球腎炎脾腎氣陰兩虛證者。主要表現蛋白尿伴全身乏力，少氣懶言，面色萎黃，脘脹納呆，或有浮腫，心悸頭暈，失眠耳鳴，腰膝痠軟，五心煩熱，口乾少飲，舌質淡紅，苔薄或少苔有齒痕，脈細數或沈細。

【用藥方法】 水煎服，每日1劑。

【臨床療效】 配合紫河車粉和消蛋白尿粥治療 41 例，總有效率90.24%。完全緩解8例，占19.51%；基本緩解12例，占29.27%；部分緩解17例，占41.46%；無效4例，占9.76%。

【經驗體會】 臨床觀察發現近年來慢性腎小球腎炎氣陰兩虛證逐漸

[38] 王鋼等，〈益氣養陰湯治療慢性腎小球腎炎血漿環核苷酸及免疫指標變化的初步觀察〉，《中西醫結合雜誌》，1986，(3)：163。

增多。本方的實驗研究證明脾腎氣陰兩虛證血漿cAMP含量明顯升高，cGMP含量也同樣升高，而cAMP/cGMP比值則明顯低於正常。益氣養陰法治療後血漿的cAMP、cGMP的含量基本正常，cAMP/cGMP比值亦升高。免疫球蛋白IgG含量明顯提高，細胞免疫Ea花環含量上升，Es花環含量恢復正常。提示益氣養陰湯治療慢性腎炎脾腎氣陰兩虛型的作用機理可能是通過調整氣、陰的失調，而達到致病效果。

2. 加減清心蓮子飲 ㊴

【藥物組成】黃芩20克，寸麥冬15克，地骨皮20克，車前子15克，柴胡15克，甘草5克，蓮子15克，茯苓15克，黃芪50克，黨參50克。

【加減變化】兼有咽乾咽痛者，黨參、黃芪減至15～20克，加金銀花50克、連翹20克、白花蛇舌草50克；兼有浮腫者，去甘草，加益母草30克、白茅根50克、冬瓜皮50克；腰膝痠軟者，加杜仲20克、山萸肉15克、女貞子20克、旱蓮草50克；尿中紅血球增多者，加蒲黃炭20克、坤草50克、仙鶴草30克、阿膠15克；尿中白血球增多者，加萹蓄20克、瞿麥20克、蒲公英20克、紫花地丁30克。

【功效】清心利尿，補氣養陰。

【適應病症】慢性腎炎腎病型無水腫期，臨床以濕熱內蘊，兼氣陰不足者為宜。症見口苦心煩，小便短赤，大便秘結或不爽，伴少氣乏力，手足心熱，脈細數，尿中蛋白較多者。

【用藥方法】水煎服，1日1劑。

【臨床療效】治療86例，完全緩解者30例，基本緩解者22例，部分緩解者15例，無變化者19例，總有效率77.9%。

【經驗體會】慢性腎炎腎病型無水腫期是以尿蛋白增加，血漿總蛋白、白蛋白降低，血膽固醇和尿素氮升高為特徵，臨床應用清心蓮子飲

㊴ 王鐵良等，〈加減清心蓮子飲治療86例慢性腎炎的臨床觀察〉，《上海中醫藥雜誌》，1987，(3)：18～19。

加減治療。治療後，尿蛋白轉陰或減少，血漿總蛋白、白蛋白明顯上升，血膽固醇、尿素氮下降。提示清心蓮子飲不僅可以增強機體的免疫功能，提高機體的抵抗力，而且也有提高腎上腺皮質功能的作用。

3.甘淡養脾方 [40]

【藥物組成】生黃芪、白茅根各30克，白朮、茯苓、白扁豆、淮山藥、蓮肉各12克，芡實、薏苡仁各15克。

【加減變化】夾瘀者加益母草；夾濕熱者加石葦、蘇葉、玉米鬚。

【功效】滋脾陰，益脾氣，分清濁。

【適應病症】慢性腎炎蛋白尿。症見身體輕度浮腫，形體消瘦，面色萎黃，肌膚燥熱，乏力倦怠，便多溏，舌質稍紅，苔薄黃或稍膩，脈細軟乏力。由激素副作用引起的滿月臉、面色潮紅者亦適用。

【用藥方法】水煎服，每日1劑。

【臨床療效】治療21例，其中臨床痊癒13例，顯效5例，有效2例，無效1例，總有效率95.2%。

【經驗體會】慢性腎炎蛋白尿，從中醫角度來說，可以認為是由於脾陰不足，脾氣虛陷，致脾之散精輸佈、存精瀉濁功能失常，形成清濁不分，清氣不升，精微下泄。脾陰賴脾氣以化，脾氣賴脾陰以生，兩者協調而發揮脾之正常功能。故本證常以陰、氣虛為臨床特徵，治療時既要滋脾陰，又要益脾氣，方能使氣、陰互根，滋陰不礙運。方中山藥、白朮、蓮子肉甘淡養脾；黃芪用生不用炙，乃取其益氣之用而又清和，免助熱傷陰；芡實、白扁豆、薏苡仁、白茅根，既能養脾，又能瀉濕濁，全方有滋脾陰、益脾氣、分清濁之功，並且能拮抗激素的副作用，避免反跳等。

---

[40] 陳克平等，〈甘淡養脾方為主治療慢性腎炎蛋白尿21例〉，《浙江中醫雜誌》，1993，(9)：398。

4.腎寧沖劑 ㊶

【藥物組成】黨參、黃芪、黃芩、地骨皮、麥冬、蓮子、茯苓、車前子、益母草、白花蛇舌草等。

【功效】益氣養陰，清熱利濕，活血化瘀。

【適應病症】慢性腎小球腎炎腎炎型，蛋白尿陽性者，以氣陰兩虛為主。

【用藥方法】按比例製成顆粒沖劑，每次2袋，每日3次。

【臨床療效】治療153例，其中完全緩解(症狀與體徵消失，腎功正常，24小時尿蛋白定量<0.2克，沈渣計數接近正常)69例；好轉(臨床表現與上述實驗檢查中一項或多項明顯好轉，但未達到基本緩解標準，其他指標改善而腎功能惡化)75例；無效(臨床表現與上述實驗檢查無明顯改善或加重)9例。總有效率94.1%。

【經驗體會】慢性原發性腎小球腎炎屬中醫水腫、腰痛、虛勞等範疇。病機特點屬本虛標實之證。本虛表現肺、脾、肝、腎等臟不同程度虛損。慢性腎炎病延日久，可由陽氣虛損及陰津耗傷以及隨著激素、免疫抑制劑、利尿劑和溫補藥的廣泛應用，可致氣陰兩虛，故慢性腎炎水腫消退後，多從「氣陰兩虛」角度來分析其本虛。標實以濕熱挾瘀最為顯著。肺、脾、肝、腎與水液代謝密切相關，故水濕內停是其基本病理變化。「水病血亦病」、「久病入絡」，血行滯澀而成瘀。由此可見，氣陰兩虛、濕熱蘊蓄挾瘀是慢性腎炎發病過程中重要環節。有鑒於此，在臨床中筆者採用益氣養陰、清熱利濕、活血化瘀之法治療本病而獲良效。方中黨參、黃芪補氣健脾，助氣化以治氣虛不攝之蛋白尿；陰虛挾熱故用地骨皮退腎之虛熱，黃芩、麥冬、蓮子清心肺之熱；茯苓、車前子利濕；益母草活血利濕；白花蛇舌草清熱解毒，合之有補中寓清之妙。現

㊶ 古鳳江等，〈腎寧沖劑治療慢性腎小球腎炎153例〉，《陝西中醫》，1997：(1)：15。

代藥理研究：黃芪、黨參均有增強免疫能力功能，黃芪可增強網狀內皮系統功能，能促進機體產生干擾素，顯著減少尿中蛋白量，使腎臟病減輕；茯苓有促進細胞免疫與體液免疫的作用；益母草通過活血化瘀達到改善和增加腎臟的血流量，從而使腎小球、腎小管得到修復再生，恢復腎臟功能；白花蛇舌草能刺激網狀內皮細胞增生，增強吞噬細胞活力等機體非特異性免疫功能的提高。諸藥合用具有消除尿蛋白、恢復腎功能、提高血漿蛋白、降低血脂的作用，故而取得顯著療效。

㈤濕熱毒蘊

1. 荷蒂合小薊飲子 [42]

【藥物組成】荷蒂7枚，小薊15克，藕節10克，木通10克，滑石20克，生地15克，當歸10克，黑梔10克，蒲黃炭10克，竹葉5克。

【加減變化】風水相搏，症見面部及全身浮腫，小便量少，發熱惡風，全身痠楚，咳嗽，咽喉紅腫疼痛，舌苔薄白或薄黃，脈浮者，原方中加金銀花10克、前胡10克；水濕蘊熱，症見全身水腫，以下肢由明顯，按之沒指，小便短少，胸悶納差，舌苔根膩而微黃，脈沈弦者，原方中加豬苓10克、萆薢10克；脾肺氣虛，全身浮腫，雙下肢按之凹陷不易恢復，胸悶納差，咳嗽氣喘，不得平臥，腹脹便溏，形寒肢冷，小便短少，舌淡、苔白滑，脈沈緩者，原方中加桑白皮10克、陳皮10克、乾薑6克。脾腎陽虛，全身浮腫，腰以下由明顯，納呆，活動後腰痛明顯，形寒肢冷，少腹冷感，小便明顯減少或點滴而出，大便結，舌淡胖嫩、苔白滑，脈沈細無力者，原方中加製附子片15克、桂枝8克、五味子5克。

【功效】清熱利濕，澀精散瘀。

【適應病症】急、慢性腎炎蛋白尿持續陽性，或有水腫、高血壓、血

---

[42] 肖才松，〈荷蒂合小薊飲子控制蛋白尿35例療效觀察〉，《湖南醫藥雜誌》，1984，(6)：14～15。

尿、少尿等。中醫證型屬濕熱交織，腎氣受損，膀胱氣化不利者。

【用藥方法】每日1劑，清水煮沸，日服2次。低鹽飲食，忌辛辣，避風寒，禁房事。

【臨床療效】治療35例，痊癒19例，占54.2%；顯效9例，占25.7%；好轉6例，占17%；無效1例，占2.9%。總有效率97.1%。

【經驗體會】蛋白尿的出現多見於急慢性腎小球腎炎，其很難徹底消除，因而反覆發作。本方是在小薊飲子的基礎上去甘草重用荷蒂來控制蛋白尿。重用荷蒂，升發原氣，澀精散瘀，使邪去不損精。臨床觀察到加入荷蒂後，尿蛋白很快消失而鞏固。同時還發現，只有在清利下焦濕熱的同時，配合荷蒂平澀，隨症加味，方能祛除病邪。荷蒂與荷葉的功能基本相似，味苦澀、性平，歸肝、肺、胃、腎經，升發原氣，澀精散瘀。可見荷蒂有較廣泛的醫療作用，尤其對急慢性腎小球腎炎所出現的蛋白尿有顯著療效。

2. 腎炎湯 ㊸

【藥物組成】黨參、丹參、赤芍、桑白皮、茯苓、枸杞子各15克，黃芩、夏枯草、蒲公英、鮮茅根、車前子各20克。

【功效】活血解毒，健脾利濕。

【適應病症】慢性腎炎普通型、腎病型。症見蛋白尿、管型尿及鏡下血尿。

【用藥方法】成人每日1劑（小兒減量），煎湯300ml，分2～3次於餐前溫服。

【臨床療效】治療48例，其中顯效31例，有效11例，無效6例，有效率87.5%。

【經驗體會】導致腎小球腎炎的因素眾多，但其中以補體系統的啟

㊸ 崔極貴等，〈腎炎湯聯合山莨菪鹼治療腎小球腎炎48例〉，《陝西中醫》，1988，(1)：17。

動、中性粒細胞浸潤和毛細血管內凝血最為重要。基於此理，筆者試用腎炎湯聯合山莨菪鹼治療腎小球腎炎，意在探索一種療效可靠、副反應輕微的中西藥聯合療法。大量資料表明，腎炎湯中之赤芍清熱涼血、丹參活血化瘀。動物實驗證明丹參可作用於多種血液凝固因數，提高細胞中cAMP含量，具有抗凝作用，且能啟動纖溶酶原—纖溶系統，有促進纖維蛋白原的溶解作用，故可降低血液的粘滯性，消除和防止毛細血管內凝血之形成。黃芩清熱瀉火、解毒排毒。現代研究認為，黃芩不僅可以影響肥大細胞的酶啟動系統，抑制過敏性介質的釋放，而且有抗變態反應的作用；還能增強白血球的吞噬能力，促進淋巴細胞轉化，增強機體非特異性免疫功能的效應。車前子與茯苓滲濕利水，兩藥伍用，既可增加尿量，促進尿素氮、氯化鈉、鉀及尿酸的排泄，又具有利小便而不傷元氣的功效。據觀察，車前子、茯苓與黃芩合用可加強利尿效果。此外，方中夏枯草、蒲公英清熱解毒、散結明目、利尿降壓；桑白皮疏風清熱、消腫利小便；鮮茅根涼血解毒，並可減少和消除尿中的紅血球，促進腎功能恢復；黨參、枸杞子補氣健脾、增強機體抗病能力，可起扶正祛邪的功效。

3. 赤龍丹 [44]

【藥物組成】古龍、馬尾松針、石蘭、山茶根、一枝花、連翹、龍葵草、紅根、川軍。

【功效】清熱解毒，活血化瘀。

【適應病症】難治性慢性腎炎濕熱濁毒鬱結者。表現血尿、蛋白尿持續難消，或有浮腫，或血中肌酐、尿素氮增高，反覆感冒，發熱咽痛，或面有痤瘡，口苦而粘，或皮膚瘡癤，口渴便秘，脈數，苔黃。

【用藥方法】製法：每味10克，加水1500ml，慢火煎煮留取500ml，

---

[44] 劉天峰，〈赤龍丹治療難治性慢性腎炎112例報告〉，《實用中西醫結合雜誌》，1990，(5)：298～299。

高壓滅菌，加蔗糖、防腐劑裝瓶備用。成人每服100ml，1日2次。兒童視年齡每服10～50ml，1日2次。30日1療程，服完1療程停藥7天再服第2療程。尿蛋白、免疫球蛋白、血中補體等恢復正常後，需再鞏固治療3療程。對容易感染者，每月注射長效青黴素1支。嚴重水腫等用西藥對症處理。

注意事項：對能導致過敏的蝦、螃蟹、甲魚、河豚魚、雞湯應禁食。腎功能不良，絕對禁用中藥阿膠、乳香、沒藥、木通、斑蝥、二醜及有腎毒作用的西藥。

【臨床療效】治療112例，完全緩解78例，基本緩解26例，好轉8例。隨訪1～5年完全緩解78例中有4例患疾病復發，其中1例患痲疹復發，未復發74例。

【經驗體會】赤龍丹是為難治性慢性腎炎而設，它有提高血漿總蛋白、血色素、血清IgG、IgA、IgM等作用。一枝花降尿素氮、肌酐；連翹、馬尾松有抗感染、預防治療感冒作用；古龍、紅根降膽固醇、降脂蛋白，消尿蛋白；山茶根能降壓、抗炎。臨床分析本方對普通型效果較好，腎病型次之，高血壓型較差。使用本法治療除高度水腫外，不需臥床，適當活動對恢復健康有利。且本品對肌酐5mg以下，尿素氮50～70mg以下，可使恢復正常。試用於尿素氮100mg以上者，5天可下降70%，由此推測本品在排除氮質代謝產物方面有一定作用。

4. 益氣解毒化瘀湯 ㊺

【藥物組成】黨參、黃芪、蒲公英、白花蛇舌草、益母草、丹參各30克，黃連6克，雲苓、白朮各12克。

【加減變化】腎陽虛者加淡附片6克，仙靈脾、菟絲子各12克；腎陰虛者加熟地12克，首烏、黃精、鱉甲各10克；腰痛明顯加杜仲、川斷各15克；水腫明顯者加車前子、澤瀉、檳榔各12克；血尿者加大、小薊

㊺ 楊文明等，〈益氣解毒化瘀湯治療慢性腎炎46例〉，《陝西中醫》，1991，(7)：303。

各15克，琥珀粉6克，蒲黃8克；膿尿者加知母、黃柏各12克；血壓偏高者加龍膽草8克，鈎藤、野菊花各15克，川牛膝12克。

【功效】益氣，解毒，化瘀。

【適應病症】慢性腎炎氣虛血瘀並兼有熱毒者。症見神疲乏力，腰痠腿軟，肢體浮腫，或面有痤瘡，皮膚瘡癤，口苦而乾，咽痛發熱，舌暗，脈沈細，尿中蛋白陽性，鏡下血尿。

【用藥方法】水煎服，每日1劑。1月為1療程。

【臨床療效】治療46例，完全緩解16例，基本緩解12例，好轉13例，無效5例，總緩解率60.9%，總有效率89.2%。

【經驗體會】中醫認為慢性腎炎為虛實夾雜證，正虛大多為氣虛，邪實大多為風寒、風熱、瘡毒、瘀血。針對本病以氣虛為本，邪毒、瘀血為標這一臨床病理特點，治療上宜標本兼顧，益氣、解毒、化瘀為常用之法。方中重用黨參、黃芪，取其益氣補中，為治本之法。現代研究表明：二者均能增強免疫功能，提高抗病能力，加速尿蛋白的消失，黃芪尚有體外抑菌作用。雲苓、白朮協同參、芪益氣補土，扶正祛邪，對機體免疫有調整作用。黃連、蒲公英、白花蛇舌草等能調整機體免疫功能，體外實驗尚有不同程度的抑菌作用。益母草、丹參為化瘀之要藥，同時還有明顯的降脂作用，益母草伍黃芪可利水，有助腎炎病人水腫的消除。研究表明，丹參、益母草等化瘀藥物有抑制凝血啟動纖溶，減少血栓形成，改善腎臟微循環，消除蛋白尿的功能，使免疫功能趨於合理、平衡。

5.於氏益腎合劑 [46]

【藥物組成】白花蛇舌草30克，半枝蓮30克，益母草15克，銀花15克，連翹10克，萹蓄10克，瞿麥15克，蒲公英30克，地丁30克。

---

[46] 於爾康等，〈於氏益腎合劑抗腎炎自由基損傷的研究〉，《中國中西醫結合雜誌》，1993，(8)：464～466。

【加減變化】濕熱偏盛型中上焦濕熱明顯者，加杏仁12克、竹葉10克、苡仁30克、滑石15克；中焦濕熱明顯者，加黃連10克、枳實12克、厚朴10克、草果15克；下焦濕熱明顯者，加黃柏12克、萆薢15克、車前子15克、茯苓15克；經絡肌表濕熱明顯，症見關節脹痛，皮膚搔癢，癤腫瘡瘍，或見皮疹者，加蒼朮15克、苦參15克、荊芥12克、防風15克。正虛兼濕熱型偏腎氣虛者加熟地15克、山萸肉15克、山藥2克、五味子10克；脾氣虛者加黨參15克、黃芪30克、白朮10克；腎陰不足加旱蓮草15克、女貞子15克、枸杞子15克；肝陰不足加玄參20克、白芍15克、當歸20克、枸杞子15克；胃陰不足加沙參20克、麥冬15克、石斛15克；陰虛火旺者加丹皮20克、地骨皮20克、生地15克。

【功效】清利濕熱。

【適應病症】慢性腎炎，病程綿長，以濕熱偏盛或伴正虛者。臨床症見口苦咽乾，咽痛，心煩，便秘，溲赤，尿澀不利、色混濁，舌苔黃厚膩，脈弦滑數，或腰膝痠軟，少氣乏力，易感冒，五心煩熱，口乾咽燥，舌紅少津或舌淡，脈沈細弱數，並伴見一些濕熱見症。

【用藥方法】水煎服，每日1劑，早晚分服。2個月為1療程，均觀察2～3個療程。

【臨床療效】治療45例，其中完全緩解18例，基本緩解15例，好轉10例，無效2例，總有效率95.56%。

【經驗體會】現代研究表明：慢性腎炎患者過氧化脂質(LPO)升高，超氧化物岐化酶(SOD)活性降低，同時微量元素Zn、Cu、Se等均明顯低下。經清利濕熱法治療後，LPO明顯下降，SOD活性有所升高，Cu、Zn、Se含量均明顯增加，表明了清利濕熱法可對抗自由基、提高抗氧化酶SOD等的活性、改善微量元素的失衡而達到治療慢性腎炎的目的。

㈥氣虛水瘀交阻

1. 王氏慢腎湯 [47]

【藥物組成】黃芪、益母草、白茅根、丹参各30～60克，當歸10～15克。

【加減變化】脾氣虛加黨參、白朮、懷山藥；腎陰虛加生地、旱蓮草；腎陽虛加製附子、淫羊藿、杜仲；水腫加豬苓、茯苓、車前子；瘀血明顯加桃仁、紅花、川芎；濕熱加甘露消毒丹；肝陽上亢加石決明、夏枯草；熱毒加銀花、白花蛇舌草；血尿加大薊、小薊；蛋白尿明顯加金櫻子、芡實。

【功效】補氣活血利水。

【適應病症】慢性腎炎普通型、腎病型屬氣虛血瘀，而症見蛋白尿、鏡下血尿，伴見不同程度的浮腫，腰痛，面色晦暗，舌質紫暗，或有瘀點、瘀斑。

【用藥方法】水煎服，每日1劑。

【臨床療效】配合西藥激素、免疫抑制劑治療52例。腎病型21例，完全緩解7例，基本緩解4例，部分緩解9例，無效1例；普通型30例，完全緩解6例，基本緩解5例，部分緩解14例，無效5例；高血壓型1例為基本緩解。

【經驗體會】慢性腎炎的發病主要與免疫介導的炎症反應及腎臟的局部損傷有關，最終多引起毛細血管閉塞而腎功能衰竭。本病由於病程較長，病情複雜，久病必虛，久病入絡。臨床觀察多有瘀血表現，且有不同程度的陰陽失調、正氣虛弱之本虛標實的表現，以氣虛者居多。故在治療上當標本兼治，祛邪與扶正合用，以益氣活血為主，結合辨證用

---

[47] 王星輝等，〈王氏慢腎湯治療慢性腎炎52例臨床分析〉，《浙江中醫雜誌》，1986，(9)：390。

藥。方中黃芪補中益氣，利水，擴血管，能增強機體的免疫功能，維持機體內環境的平衡；益母草活血利水；丹參活血祛瘀，能改善微循環，抑制血小板聚集及抗凝；當歸補血活血，可使血液粘滯性降低，血漿纖維蛋白原減少；配白茅根清熱利尿，以防當歸、黃芪溫補留邪之弊。全方具有益氣活血祛瘀、祛邪平補的優點，為慢性腎炎各型的基本用藥，臨床結合辨證加減，常可獲得滿意療效。另外，本方還可防止撤減激素後病情反跳，減少激素用量，避免副作用，減輕免疫抑制劑對造血系統的抑制等優點。

2. 加味補陽還五湯 ㊽

【藥物組成】黃芪、黨參、當歸、川芎、地龍、桃仁、紅花、赤芍、茯苓、白朮、益母草。

【加減變化】顏面浮腫加蘇葉、防風、生薑皮、桑白皮；下肢水腫加連皮茯苓、車前子、漢防己、豬苓、澤瀉；眩暈血壓偏高加天麻、白蒺藜、鈎藤、石決明、豨薟草；蛋白尿為主加雞冠花、蟬蛻、金櫻子、芡實、蓮鬚；血尿為主加花蕊石、蒲黃炭、大黃炭、茅根、仙鶴草；陽虛加肉桂、製附片、鹿角霜、仙靈脾；陰虛加枸杞、山藥、熟地、楮實子。

【功效】補氣活血利濕。

【適應病症】慢性腎炎普通型氣虛血瘀。症見氣短心悸，納少乏力，顏面微浮，腰部隱痛，舌微紫或有紫斑，苔薄，脈細緩而澀。

【用藥方法】水煎服，每日1劑，3月為1療程。

【臨床療效】趙氏治療108例，治療後痊癒73例，占67.6%；顯效16例，占14.8%；好轉15例，占13.9%；無效4例，占3.7%。總有效率96.3%。

【經驗體會】大量的臨床和實驗顯示，慢性腎炎的病理過程中有瘀

㊽ 趙立君，〈加味補陽還五湯治療慢性腎炎108例〉，《實用中西醫結合雜誌》，1990，(3)：27～28。

血存在，有氣虛血瘀、陰虛血瘀、陽虛血瘀、濕熱與瘀血互結。本方主要適用於慢性腎炎以氣虛血瘀為主證者，方中補陽還五湯補氣活血化瘀，另加茯苓、白朮、益母草等健脾益氣、活血利水。臨床顯示補氣化瘀比單純使用補氣藥物的療效明顯要好。

3. 加味桂苓丸 [49]

【藥物組成】桂枝、茯苓、赤芍、桃仁、牡丹皮、生地、黃柏、柴胡、雷公藤各15克，黃芪50克，丹參30克，薏苡仁30克。

【功效】補氣助血，扶正祛邪，疏通瘀阻。

【適應病症】難治性腎炎腎病氣虛血瘀證。症見蛋白尿持續陽性，伴神疲乏力，倦怠納差，浮腫，面色晦滯，舌質偏暗，或有瘀斑，脈澀，重按無力。

【用藥方法】先以本方水煎服，每日1劑，以後逐漸加用卡介苗、激素、環磷醯胺等藥，按程式進行治療。

【臨床療效】治療60例，完全緩解41例，占68.3%；基本緩解11例，占68.3%；部分緩解8例，占13.4%。總有效率100%。

【經驗體會】難治性腎病採用程式給藥法，即先服加味桂苓丸1～3週後，再加大劑量激素，往往可使「抗激素類型」者變為敏感。臨床觀察，此類患者以氣虛血瘀證為多，但這些表現往往被激素等藥導致的「陰虛濕熱證」或「瘀久化熱證」所掩蓋，按中醫辨證，此屬於本虛標實，治宜標本兼治，合益氣健脾、活血化瘀、清利濕熱、滋陰解毒。加味桂苓丸不僅具有上述功效，還可通過抗凝、促進免疫反應等多種機制，達補氣助血、扶正祛邪和疏通瘀阻之力，起到「開路先鋒」的作用。

---

[49] 江德樂，〈加味桂苓丸開路的程式療法治療難治性腎病60例療效觀察〉，《實用中西醫結合雜誌》，1990，(5)：293。

4.化瘀方 ㊿

【藥物組成】當歸、赤芍、生地、川芎、益母草、魚腥草、全蠍、蜈蚣、丹參、土鼈蟲、槐花、甘草。

【加減變化】瘀血內阻重用蜈蚣、全蠍、益母草；脾腎氣陰兩虛型加黃芪、黨參、肉蓯蓉、杭芍、山萸肉；脾腎陽虛型加黑杜仲、仙靈脾、桂枝；肝腎陰虛型加丹皮、生熟地、山萸肉；濕熱內蘊加蒼朮、萆薢、白花蛇舌草；水濕泛濫加澤瀉、木通、豬苓。

【功效】活血化瘀，通絡袪邪。

【適應病症】適用於慢性腎炎腎病型蛋白尿，臨床表現為精神不振，面色晦暗，腰痛，納呆，噁心嘔吐，或有雙下肢浮腫，舌質暗紅，脈細數者。

【用藥方法】每日1劑，水煎分2次溫服。

【臨床療效】治療108例，痊癒56例，顯效34例，有效12例，無效6例，總有效率83.8%。

【經驗體會】蛋白尿是慢性腎炎的一種表現，它散見於中醫的「腰痛」、「虛勞」、「水腫」之中，筆者根據十餘年的臨床實踐，認為慢性腎炎病程長久，雖有不同程度的氣、血、陰、陽受損，但必有瘀血內停，阻滯臟腑經絡。因此筆者自擬「化瘀方」，用蜈蚣、全蠍、土鼈蟲活血化瘀之峻品，內而臟腑，外而經絡，無瘀處不達，輔以赤芍、丹參、當歸、益母草、槐花、生地、魚腥草活血養血，通絡袪邪，並以川芎血中之氣藥走而不守，載諸藥直達病所。不論是腎組織循環障礙還是外周循環障礙，皆可瘀袪絡通，經氣暢達，使受損害的腎組織修復，達到尿蛋白消失之功。現代藥理學研究證明，活血化瘀藥物益母草、當歸、川芎、丹參等有抗炎殺菌抑制腎小球萎縮和纖維組織增生，促進廢用腎單位逆轉，並有抑制細胞及體液免疫作用，減輕變態性損害。由於病變的多樣性和

㊿ 朱素，〈化瘀方治療慢性腎炎蛋白尿108例〉，《陝西中醫》，1991，(7)：306。

個體的差異性，採用「化瘀方」配合辨證分型用藥，既遵守定法，又靈活變通，突出了中醫辨證論治的學術思想。

5.四藤二丹湯 [51]

【藥物組成】忍冬藤、絡石藤、天仙藤、海風藤、丹參、丹皮。

【加減變化】肺腎氣虛加黨參、生黃芪、白朮、茯苓、山藥；脾腎陽虛加生黃芪、仙茅、仙靈脾、附片；肝腎陰虛加生地、桑寄生、女貞子、旱蓮草；氣陰兩虛加太子參、生黃芪、麥冬、山藥、白扁豆；兼風寒加防風、紫蘇、陳皮、桔梗；兼風熱加銀花、連翹、玄參、蟬衣；兼濕熱加萹蓄、瞿麥、滑石、通草；兼瘀血加益母草、桃仁、紅花、水蛭；兼濕濁加旋覆花、代赭石、半夏、竹茹、製大黃。高血壓者可加石決明、生龍牡、川牛膝；舒張壓>100mmHg時，加用降壓西藥以控制血壓。腎病型患者兼用強的松20～30mg，待蛋白尿轉陰後減量。

【功效】祛風濕，通經絡，活血化瘀。

【適應病症】用於慢性腎炎普通型，高血壓型風濕阻絡、瘀血停滯。症見持續蛋白尿或鏡下血尿，或有浮腫，口苦而粘，胸脘痞悶，或脹痛，舌質暗，有瘀斑、瘀點，脈澀。

【用藥方法】水煎服，每日1劑。

【臨床療效】治療50例，完全緩解18例，基本緩解12例，好轉10例，無效10例，總有效率80%。

【經驗體會】中醫學認為，慢性腎炎在其發展中，不論水腫與否，總屬於本虛標實之證，本虛為肺脾肝腎的虛損，標實為濕濁、瘀血、痰飲等，可伴有水停為患，有時兼夾外邪，其演變過程往往因實致虛，因虛生實。痰、濕、水、瘀等病理產物阻於腎之經絡，影響腎臟生理功能正常發揮，導致腎失封藏，使精微物質流失，產生蛋白尿、血尿，久則使腎功能損害、衰竭。因此，在治療上要標本兼顧，重在祛邪，本方用

[51] 程錦國，〈四藤二丹湯治療慢性腎炎〉，《浙江中醫雜誌》，1991，(10)：439。

祛風濕通經絡、活血化瘀之藥，意在搜剔在絡之邪，使邪去則正安，再結合辨證，選用益氣健脾、滋腎養陰、清熱解毒等藥，故能獲得良好的臨床療效。

6. 益氣活血湯 [52]

【藥物組成】 黃芪60克，黨參30克，白朮30克，茯苓30克，車前子15克，丹參30克，坤草30克，當歸15克，赤芍10克，川芎10克。

【加減變化】 脾虛濕泛者加薏米、豬苓；脾腎陽虛者加製附子、仙靈脾、巴戟天、菟絲子；肝腎陰虛者加萸肉、枸杞、女貞子、生地；濕熱偏盛者加知母、黃芩、梔子；有肉眼血尿者加茅根、小薊。

【功效】 益氣活血。

【適應病症】 慢性腎炎腎病型氣虛血瘀者。主要表現尿中蛋白陽性，面白神疲，腰痠乏力，納食欠佳，或有浮腫，尿少，或鏡下血尿，舌暗淡，脈沈弱。

【用藥方法】 水煎300ml，分2次溫服，每日1劑。

【臨床療效】 治療41例，完全緩解30例，基本緩解8例，無效3例，總有效率92.68%。

【經驗體會】 腎病綜合徵是由於多種原因引起的臨床症候群，其主要病變在腎小球，屬於中醫學「水腫」範疇，多由於肺脾腎三臟功能失調所致。因肺主氣，脾主運化，腎主納氣，肺氣失於宣降，不能通調水道，脾陽虛不能運化水濕，腎陽虛不能化氣行水。由此可見，肺脾腎氣虛及脾腎陽虛是本病的病理所在。又氣為血之帥，其行則血行，氣虛則血行不利必然導致血瘀，因此瘀血又是本病的病理產物，所以治療本病當兼顧肺、脾、腎三臟，在健脾溫腎益氣的同時，行氣活血化瘀，標本同治。現代醫學認為本病多由於細胞免疫功能低下，引起體液免疫反應

[52] 傅貴基等，〈益氣活血湯為主治療腎病綜合徵41例〉，《實用中西醫結合雜誌》，1992，(7)：436。

亢進所致。臨床觀察，腎病綜合徵除了主要症狀外都兼有瘀血症狀，經益氣活血方治療後，臨床症狀和指標都有明顯的改善和恢復。活血化瘀能促進腎病綜合徵患者腎臟病理改變的恢復；補腎益氣藥不僅有調整下丘腦—垂體—腎上腺皮質軸的功能，還能增強細胞免疫，促進抗體的形成，以調節免疫，防止感染和復發。

7. 益腎利水活血湯 [53]

【藥物組成】山萸肉、澤瀉、丹參、桑白皮各10克，山藥、生地、茯苓、懷牛膝、赤芍各15克，車前子20克，丹參30克，大黃3～6克。

【加減變化】腎陽衰者加鹿茸、仙茅、芡實、肉桂；脾虛氣陷者加黃芪、黨參、白朮、柴胡、升麻；濕熱下注者加萆薢、木通、豬苓、膽草等；浮腫較重者加大腹皮、生薑皮；腰痛較重者加狗脊、炒杜仲、川斷；嚴重貧血者加黃芪、當歸。

【功效】益腎利水活血。

【適應病症】慢性腎炎尿蛋白+++以上者。臨床表現以腰膝痠軟，氣短乏力，勞累後尿蛋白增多為宜，伴見浮腫，腰以下明顯，脈沈，苔膩。

【用藥方法】水煎服，每日1劑，服藥期間不必控制飲食和鹽。

【臨床療效】治療慢性腎炎102例，尿蛋白轉陰效果明顯，總有效率96.7%。

【經驗體會】蛋白尿是腎臟疾病過程的主要症狀之一，在整個病變的過程中均可出現，特別是持續性蛋白尿往往意味著腎臟實質性損害。中醫學認為，腎病導致腎氣大損，氣化不利，清濁不分，濕濁之邪下注則形成蛋白尿。根據中醫辨證治療，本方選用濟生腎氣湯益腎利水，有利於腎功能的恢復，再配丹參、赤芍藥等活血化瘀之品，改善腎臟動脈的血流量，以促進腎臟的恢復，增強腎對蛋白的回吸收，即可減少乃至

[53] 袁呈雲，〈益腎利水活血湯為主治療腎病蛋白尿102例體會〉，《實用中西醫結合雜誌》，1993，(2)：74。

消除蛋白尿。腎病在治療過程中不必忌鹽，因為忌口後，一則食慾大減，營養物質缺乏，不利於腎臟的修復，再者攝入物質不全，勢必造成蛋白質減少，電解質紊亂，這對腎臟的修復和功能的恢復更是不利。

8.活血行水湯[54]

【藥物組成】生地黃30克，當歸12克，桃紅、紅花、川芎、赤芍、茯苓、車前子各10克，蛇莓30克，益母草30克。

【加減變化】氣虛者加生黃芪30克；脾虛加黨參、白朮各15克；陰虛火旺者加知母、黃柏各30克；陽虛加肉蓯蓉、仙靈脾各15克，熟附片6克；濕熱重者加山梔10克，茵陳15克。

【功效】活血祛瘀，行水消腫。

【適應病症】腎炎頑固性水腫者。臨床表現水腫持久難消，伴面色晦滯或黧黑，唇暗，胸脅脹痛，或有身倦乏力，少氣懶言，婦女可見經閉、痛經，舌質暗，有瘀斑，脈澀。

【用藥方法】水煎服，每日1劑，療程為1～3月。

【臨床療效】治療30例，水腫完全消失18例，顯效8例，無效4例，總有效率86.7%。

【經驗體會】腎病水腫與肺、脾、腎有關，醫家多以宣肺、健脾、溫陽、通利法治療，多數患者可獲效，但確有一部分患者，特別是接受激素治療而無效者，常表現為頑固性水腫，按常規治療不能奏效，進一步的觀察發現，這類患者都有不同程度的瘀血症狀，應用活血化瘀藥治療腎病水腫，也收到了較好的效果。腎氣虛弱或腎陰腎陽不足，必然導致氣血不暢，經絡閉阻，血液凝滯，聚水而為腫。特別是長期使用激素類藥物之後，使陰虛更明顯或兼夾濕熱，使水瘀互結加重，形成瘀血水腫而頑固不消。現代醫學研究亦已證實，腎小球疾病多伴有高凝血症及

[54] 任春榮等，〈活血行水湯頑固性腎病水腫30例臨床觀察〉，《中醫雜誌》，1993，(10)：610～611。

血粘度增高，從而引起血液流變學的異常而加重腎臟的病理損傷。藥理研究表明，活血化瘀藥物具有改善腎血流量，保護腎臟，抗炎抗菌，調節機體免疫功能，抗凝、抗血栓，改善微循環，抗排斥反應等作用。對瘀血交阻之患者，採用活血祛瘀行水之法治療正是阻斷了瘀血和水腫交互為患的病理環節，使得周身之氣通而不滯，血活而不瘀，則水腫易除。本方中當歸、桃仁、紅花、川芎、赤芍藥、益母草活血化瘀，茯苓、車前子利尿行水。這些中藥對瘀血水腫病例不僅有明顯利水消腫之功，而且有消除蛋白尿的作用。但活血化瘀畢竟是治標之法，臨床時當根據患者的不同證型，分別佐以滋陰、清熱、利濕、健脾、溫陽、益腎諸法以從其本。

9. 平肝利水湯 [55]

【藥物組成】代赭石、生石決明、丹參、茯苓、白茅根、豬苓各30克，地龍、桑寄生、杜仲、大腹皮、車前草各15克。

【加減變化】若以浮腫為主者加防己、木通、澤瀉；若以高血壓為主者加海藻、菊花、生地、夏枯草。

【功效】益腎潛陽，化瘀利水。

【適應病症】腎性高血壓。

【用藥方法】開始用湯劑，1日1劑水煎服，一般服20天左右。待症狀緩解後，可改為散劑，每日3次，每次6克沖服。鞏固治療1月。

【臨床療效】治療25例中，其中痊癒(浮腫消失，血壓恢復正常，原發病得到控制，隨訪1年未復發)12例；顯效(浮腫消失，血壓恢復正常，停藥半年又見復發者)6例；好轉(浮腫減輕，血壓略高於正常)5例；無效(浮腫、血壓均不能控制，或症狀稍見好轉，停藥即復發者)2例。

【經驗體會】腎性高血壓多見於慢性腎炎病人，治療比較棘手，中

[55] 荀秀珍，〈平肝利水湯治療腎性高血壓25例〉，《河南中醫藥學刊》，1995，(5)：41。

醫按「水腫」、「眩暈」、「頭痛」等病來綜合辨治，但臨床上多數病人在接受中藥治療時均已服用激素，有些達1年以上，且副作用已見。筆者認為，激素固然能暫時控制病情，緩解症狀，但若長期服用，往往會出現陰陽失調，臟腑功能紊亂，寒熱虛實錯雜互見，使病情進一步惡化，此時，眩暈頭痛，血壓升高，水腫不消，諸症而起。平肝利水湯潛陽、利水、化瘀、益腎，可擴張腎血管，消除蛋白尿，降低血壓，減輕浮腫，從而使症狀很快緩解，控制病情的發展。臨床應用時，主方藥量不可變，按要求加減，待症狀消失後，也可配其他健脾益腎之品。對已服激素者，可在1月內逐漸減去激素；對未服激素者，完全用該藥治療，二者相比，沒有明顯差異。另外，筆者在治療中對平肝利水湯的藥物篩選做了觀察，發現若去掉丹參，其降壓消腫作用均明顯減弱而且緩慢，當丹參量小於15克時，其降壓作用較弱，消腫作用尚可。丹參量在30～50克時，其降壓作用最佳。這可能是活血化瘀作用可擴張血管、增加腎血流量，一方面直接產生利尿、降壓作用，另一方面可為其他諸藥盡快的吸收發揮其生理效應創造條件，如此加速了尿毒素的消除，維持了內皮細胞的完整性，從而使病情得到控制。

10.加味桃紅四物湯 [56]

【藥物組成】桃仁10克，紅花10克，當歸15克，川芎15克，赤芍30克，熟地15克，丹參30克，雲苓20克，山藥30克，益母草50克，大、小薊各30克，白茅根50克，車前子20克，甘草10克。

【加減變化】如腎陽虛較重，可加巴戟天30克，川牛膝30克，淫羊藿30克。

【功效】活血化瘀，利水行濕。

【適應病症】慢性腎炎，因久病入絡，虛而致瘀，或水停瘀阻，症

[56] 謝彥英，〈加味桃紅四物湯治療慢性腎小球腎炎32例療效觀察〉，《河南中醫藥學刊》，1998，(4)：54。

見面色暗灰、浮腫，皮膚有瘀點或瘀斑，腰痛固定不移或刺痛，尿量少，舌質暗紫或有瘀斑，苔薄黃，脈沈澀或細數。

【用藥方法】水煎服，日1劑，20劑為1療程。

【臨床療效】治療32例，其中痊癒（症狀及體徵完全消失，尿常規檢查正常，停藥後又復發）13例；好轉（症狀和體徵有所改善，尿常規檢查亦有明顯改善）17例；無效（治療3個療程以上，臨床表現及尿常規檢查均無改善）2例。總有效率93.75%。

【經驗體會】慢性腎小球腎炎屬中醫水腫病範疇，病情複雜，病程較長，發展緩慢，若失治誤治，最終可引起腎小球毛細血管閉塞，導致腎功能衰竭。中醫對本病的病因責之於氣、血、水為患，發病臟腑與肺、脾、腎三臟關係較為密切，其中脾氣的轉輸和腎氣的開闔最為重要。儘管《素問・陰陽別論》有「三陰結，謂之水」，強調宜治腎治水為主。而實際上本病的發生發展尤其是陽虛之體，常不單是水患為病，且多夾有瘀血作祟。因陽虛之體，可致寒水凝滯經脈，氣血運行不暢，水液代謝障礙，血水交融，泛溢而為水腫。所以在治療時，不僅要治水，而且要治血活血，行水袪瘀。通過臨床觀察，筆者體會到，用活血化瘀法輔以行水通絡對恢復腎功能，消除蛋白尿具有較好的療效；由於其病機是血水互結，氣滯絡阻，累及於腎，因此治療的關鍵就應以活血化瘀之法為主，從調整全身的血液循環功能入手，疏通血脈，袪除瘀滯，改善局部病灶瘀滯狀態，增加腎血流量，從而恢復腎功能。故筆者用桃紅四物湯、丹參、益母草等活血化瘀，配伍健脾益氣或溫補腎陽的藥物來調整全身機能，增加機體抵抗力，有利於疾病的恢復。臨床實踐證明，採用活血化瘀、利水行濕治療慢性腎炎的療效優於宣肺健脾、益腎補氣利水等傳統治療方法，而且療效較為鞏固，不易復發。

㈦統治方

1. 商陸飲 [57]

【藥物組成】商陸25克，生杜仲50克，澤瀉50克。

【加減變化】血壓高加懷牛膝25～50克；浮腫重加黑白丑各20克；尿蛋白明顯加黃芪50～100克；貧血嚴重者加當歸50克，黃芪50克。

【功效】利水消腫。

【適應病症】適用於慢性腎炎各型伴有水腫者。臨床以尿少、雙下肢浮腫為主要症狀。

【用藥方法】每劑水煎至300ml，每次100ml，分3次1日服。30天為1療程。

【臨床療效】治療210例中，治癒176例，占86.3%；好轉20例，占9.5%；無效14例，占6.7%。總有效率達93.3%。一般服藥3～7天浮腫開始消退，14～20天血壓可逐漸下降，尿化驗逐步改善。

【經驗體會】任何類型腎炎都可以出現水腫，它是臨床上較為常見的病症。中醫認為，水腫的主要病因病機為肺、脾、腎三臟功能失調，三焦氣化不利，膀胱開闔失司所引起，其病變主要在腎。根據「腰以下腫，當利小便」的治療原則，自擬商陸湯治療。方中的商陸苦寒沈降，能通利二便，長於利水，有顯著的利尿作用，其作用可能是刺激血管運動中樞，使腎血流量增加而利尿。杜仲強腰壯腎，含杜仲膠及樹脂，有降壓和降低膽固醇的作用；澤瀉利小便，治療水腫，能增加尿素和氯化物如排出，並有降壓作用。三藥協同，共奏利水消腫之效。

[57] 王德潤等，〈自擬商陸飲治療腎性水腫210例臨床觀察〉，《吉林中醫藥》，1990，(5)：8。

2. 加味己椒藶黃湯 58

【藥物組成】防己15克，椒目、大黃、桂枝各10克，葶藶子、白朮、茯苓、澤瀉各12克，黃芪20克，甘草6克。

【加減變化】面部浮腫，發熱惡寒者，加麻黃、杏仁；面部浮腫伴咽紅腫痛者，加金銀花、黃芩；全身水腫，蛋白尿明顯加黨參、山藥；腹脹，煩熱，血尿明顯者，加小薊、白茅根、旱蓮草；眩暈，耳鳴，易怒加菊花、鈎藤、石決明；腰以下腫明顯，怯寒肢冷加製附子、乾薑；高血壓去黃芪，加夏枯草、代赭石；腹脹如鼓，肝脾腫大，齒齦、鼻出血者加琥珀、三七、丹參；經期浮腫，月經量少加桃仁、紅花；病久面色蒼白，血色素低加當歸、阿膠。

【功效】利水消腫。

【適應病症】慢性腎炎水腫較重，按之凹陷，不易恢復，小便不利，胸膺滿悶，呼吸氣促，或腹脹如鼓，矢氣不減，面色無華，腰痠腿沈，舌苔白潤，脈弦細者。

【用藥方法】水煎服，每日1劑，2月為1療程。

【臨床療效】治療73例，其中完全緩解18例，基本緩解26例，好轉23例，無效6例，總有效率91.8%。

【經驗體會】己椒藶黃湯本為辛苦寒涼，逐水滌飲之劑，方中加入甘溫益氣之品，應用於治療慢性腎炎，可使之寒溫相調，攻補相適，以達到驅邪而不傷正、扶正而不留邪的攻補兼施目的。方中防己、茯苓、澤瀉逐水退腫；椒目能行水消脹，上藥相伍，可導水從小便而出。葶藶子能降肺氣，肺為水之上源，肺氣通則水道行，且肺與大腸相表裏，故既能下行逐水，又通潤大便。大黃能蕩滌腸胃積液，與葶藶子配伍，攻積決壅，逐水邪由大便而出。黃芪、白朮、甘草甘溫益氣，可防止攻伐

58 朱道範，〈加味椒藶黃湯治療慢性腎炎73例〉，《河南中醫》，1994，(6)：372～373。

太過而傷正氣。桂枝溫陽化氣，以增強膀胱氣化功能，促進脾氣之恢復，而有利於水邪之排出。全方可達水飲於前後分消，水飲去而浮腫自除的目的。

第三章　腎功能不全

慢性腎炎的腎功能損傷主要是腎小球濾過率下降，即肌酐清除率降低。臨床按腎功能損害的程度，可分為四期：即腎功能代償期（腎小球濾過率沒降至正常值的50%以下，血清肌酐及尿素氮在正常範圍）、氮質血症期（肌酐清除率降至正常值的25～50%，此時血清肌酐和尿素氮開始升高）、腎功能衰竭－尿毒症早期（肌酐清除率降至正常值的10～25%，血清肌酐及尿素氮明顯升高）、腎功能衰竭終末期－尿毒症晚期（肌酐清除率降至正常值的10%以下，血清肌酐和尿素氮極度升高）。其臨床表現，消化系統症狀有厭食、噁心、嘔吐、口有尿臭味；神經系統有疲乏、頭痛、眩暈，重者嗜睡、煩躁、淡漠、驚厥、昏迷等；心血管系統有高血壓、左心室肥大、心肌炎、心包炎、視力障礙、視網膜出血；造血系統有貧血、出血傾向；呼吸系統有代謝性酸中毒時呼吸深長，可有胸膜炎的徵象；皮膚瘙癢伴色素沈著，水電解質平衡紊亂等。慢性腎炎晚期，腎小管功能也會受到損害，此時尿濃縮及稀釋功能都減退。目前西醫除洗腎之外，尚無特殊治療方法，中醫常採用瀉濁導滯、清熱解毒、活血化瘀等治法以攻邪，健脾補腎法以固本。

一、中藥內服方

(一)正氣不足

1. 溫陽瀉濁湯 ❶

【藥物組成】上官桂2克，益智仁、淮山藥、蒼白朮、薑半夏、赤

---

❶ 張笑平，〈溫陽瀉濁湯治療高氮質血症14例〉，《遼寧中醫雜誌》，1987，(11)：22～23。

茯苓、佩蘭葉各10克，細木通、生大黃各3克，炙黃芪、粉乾葛、代赭石各15克。

【加減變化】燥化者易淮山藥為薑竹茹10克；傷津者易佩蘭葉為鮮石斛10克；血瘀者易炙黃芪為紫丹參30克。另在夏季時均可加鮮荷葉20克。

【功效】溫陽瀉濁。

【適應病症】用於慢性腎功衰竭腎陽衰微、濕濁內阻。症見面色晦暗，皮膚乾燥或搔癢，表情淡漠，精神萎靡，頭昏乏力，納呆嘔吐，或有浮腫，舌體肥大，有齒痕，質淡，苔膩，脈沈細者。

【用藥方法】每劑2煎，每煎均取濃汁150～200ml，視病情輕重而每日予1.5～2.5劑，3～5次分服。除每次均需頻頻飲用以免嘔出外，並需均勻拉開服藥間隔時間，治療期間均定期復查腎功能及其他有關實驗室檢查。凡腎功能較前有明顯改善者，即可酌減每日服藥劑數；恢復正常者，則改從原發病論治。

【臨床療效】配合中藥灌腸治療14例，緩解10例，無效4例，總有效率71.43%。

【經驗體會】慢性腎功能氮質血症的根本原因在於脾腎陽虛，特別是腎陽的衰微，而其證總不外邪盛正虛，本虛標實。其虛主要在於脾腎陽虛，氣化無力，其實主要在於濕濁犯胃，壅塞三焦，所以治當溫陽瀉濁，攻補兼施，標本兼顧。方中官桂、益智仁、淮山藥、炒白朮、炙黃芪溫補脾腎，佐蒼朮、赤茯苓、佩蘭化濕濁，配半夏、代赭石降胃氣，木通、大黃通三焦，更協葛根升清降濁。此外，增加每日服藥的次數，有助於維持患者血液中足夠的有效藥物濃度，這也是提高危重症治療效果不可忽視的一個方面。

2.溫脾補腎化濁湯 ❷

【藥物組成】淡附片、黨參、黃芪、茯苓、白朮、淮山藥、仙靈脾、

❷ 陳岱等，〈溫脾補腎化濁湯治療慢性腎功能不全26例療效分析〉，《黑龍江中醫藥》，1989，(1)：18。

石葦、澤瀉、六月雪、益母草、生軍。

【加減變化】兼有手足青紫，舌暗紅有瘀點加丹參活血化瘀；畏寒肢冷者加桂枝溫陽通絡；水腫明顯者黑豆、豬苓利水消腫；兼有外感頭痛咽痛加防風、殭蠶、蛇舌草袪風清熱解毒；納少便溏加木香、生麥芽、芡實；失眠頭痛加牡蠣、白芍。

【功效】溫脾補腎化濁。

【適應病症】用於慢性腎功能不全脾腎陽虛。症見腰痠腿軟，神疲乏力，畏寒肢冷，面色蒼白，納少便溏，噁心欲嘔，面肢浮腫，舌淡紅，苔白膩，脈細弱。

【用藥方法】水煎服，每日1劑。

【臨床療效】治療26例，顯效4例，有效4例，穩定10例，無效8例，總有效率69.23%。

【經驗體會】慢性腎功能不全，臨床常表現浮腫、腰痠、頭暈等症，與中醫學中虛勞和關格相類似。脾腎陽虛者當以溫補脾腎化濁為原則，溫補藥不宜大劑量，長時間使用會加速腎功能的損害，如淡附片劑量常控制在6～10克，一般不用肉桂，倘屬需要，每從桂枝為首選；方中配大黃、六月雪以瀉濁，促進尿素和肌酐從尿液中排出，從而降低肌酐、尿素氮。但大黃的劑量應從少開始，逐漸增加，大便每天保持1～3次。本方可延緩腎功能不全的病程，對改善症狀，降低尿素氮，緩解病情有一定積極作用。

3. 複腎湯 ❸

【藥物組成】黃芪40克，黨參15克，熟附子10克，土茯苓30克，漢防己30克，白花蛇舌草30克，當歸10克，白朮30克，車前子30克，大腹皮30克，巴戟天10克，枸杞10克，肉蓯蓉12克。

❸ 邱希昌等，〈中藥口服灌腸併用治療慢性腎功能不全56例臨床觀察〉，《湖南中醫雜誌》，1992，(5)：14。

【加減變化】有噁心、嘔吐者加法夏、乾薑；有上呼吸道感染者加金銀花、大青葉、魚腥草；血瘀明顯者加益母草、紅花；食慾不振者加砂仁；浮腫不明顯者減大腹皮、車前子。

【功效】健脾補腎。

【適應病症】用於慢性腎炎腎功不全之脾腎虧虛證。症見面色萎黃或晦暗，腰痠神疲，畏寒肢冷，腹脹便溏，小便清長，舌體胖潤，脈象沈弱。

【用藥方法】每劑水煎3次，取藥液400ml，分早、晚2次溫服，服藥期間忌食海味。

【臨床療效】配合自擬救腎湯灌腸治療56例，顯效22例，占39.3%；有效28例，占50%；無效6例，占10.7%。總有效率89.3%。

【經驗體會】中醫學認為慢性腎功能不全多由脾腎陽虛，脾失運化，腎失開闔，濕毒不得排泄，豬留於體內所致。因此治宜健脾補腎治其本，方中黃芪、黨參、白朮健脾益氣；熟附子、巴戟天、肉蓯蓉、枸杞子補腎溫陽；土茯苓、漢防己、車前子、大腹皮滲濕利水；白花蛇舌草清熱解毒；當歸養血，活血化瘀。結合中藥灌腸，可使血中毒素排出，保護殘存的腎單位，改善腎功能，延緩病情。另外本病與年齡有一定的關係，年齡較小，無明顯動脈硬化者效果好，反之則療效差。

4. 祛濁溫陽化濕方 [4]

【藥物組成】黨參30克，黃芪30克，丹參20克，大黃10～20克，牡蠣20～30克，白朮10克，附子10克，茯苓10克，補骨脂10克，甘草20克，黃連6克，菟絲子10克。

【加減變化】肝腎陰虛型加生地10克、麥冬10克、玄參10克、龜板15克；元陽欲絕型去黨參，加紅參12克、麥冬12克、五味子10克；

[4] 沈鵬等，〈中西醫結合治療慢性腎功能衰竭臨床觀察〉，《實用中西醫結合雜誌》，1992，(12)：713。

尿少或尿閉加澤瀉12克、豬苓12克、車前子15克；貧血重者加當歸10克、首烏20克；噁心嘔吐加代赭石20克；神志恍惚加石菖蒲6克、郁金10克。

【功效】祛濁溫陽化濕。

【適應病症】用於慢性腎功能衰竭正虛邪盛、濕濁內阻。症見噁心嘔吐，食少不能飲食，腹脹，體倦，嗜睡，畏寒，口中有尿臭氣，尿少或尿閉，尿色深，舌質淡，舌體胖，苔多白膩，脈象弦細或滑數。

【用藥方法】每日1劑，水煎分2～3次溫服，20天為1療程，休息3天繼續第2療程。

【臨床療效】配合中藥灌腸及西藥常規療法治療30例，其中氮質血症期23例，顯效17例，有效6例；尿毒症期7例，顯效17例，有效1例，死亡5例。總有效率83.3%。

【藥理】方中丹參可通過啟動纖溶酶原—纖溶酶系統和作用於多種凝血因數促進血漿纖維蛋白原的溶解，降低血小板聚集，緩解尿毒症的高凝狀態，並可改變血液流變性，擴張腎血管，減少血管阻力，改善腎組織的血氧供應，增加腎血流量和毛細血管網開放，降低血液粘稠度，減輕紅血球聚集，改善微循環，增強全身和腎臟的抗病能力，保護殘存的腎單位，明顯至可能促使腎功能逆轉，促進腎功能恢復，而增加排泄氮質代謝產物，使尿素氮下降。大黃能抑制蛋白質分解和加速氮的排泄，並能吸附中分子物質，抑制腸腔內多種細菌生長，減少氨的產生而緩解尿毒症症狀；所含蒽醌衍生物能抗菌，故對防治繼發感染也有積極意義。甘草對體內內源性代謝毒物及細菌毒素有一定解毒作用，並與牡蠣共同緩解大黃的致瀉作用。

【經驗體會】中醫認為慢性腎功能衰竭是由於肺、脾、腎三臟虛損，人體氣化障礙，濕濁內蓄化生寒濕及濕熱之邪而損陽耗氣、傷陰。治療應扶正祛邪，補其不足。方中人參健脾補氣，黃芪、白朮、茯苓、甘草及補骨脂、菟絲子扶正固本；附子有蒸騰氣化之功，消腫瀉濁，用其引火歸原，制虛陽上浮；黃連、大黃清熱解毒、通腑瀉濁，有助於氮質的排泄；丹參、益母草活血化瘀，擴張腎臟血管，改善其血流量，加速氮質的排泄。

5.三黃二仙湯 ❺

【藥物組成】生大黃15克，黃芪20克，黃精15克，仙靈脾15克，仙茅15克，巴戟天15克，澤蘭葉30克，六月雪30克，丹參30克，蠶砂20克，茯苓15克，冬蟲夏草3克。

【加減變化】腰痛膝軟明顯者加杜仲20克、川斷15克；噁心嘔吐劇者加旋覆花10克、代赭石15克、竹茹10克；畏寒重者加製附子10克、肉桂6克；口乾欲飲、夜寐夢多者加酸棗仁15克、麥冬20克、生地15克；鼻衄者加丹皮10克、虎杖15克、茜草根20克；浮腫明顯者加澤瀉5克、大腹皮10克。

【功效】扶正固本，祛邪瀉濁，活血化瘀。

【適應病症】用於慢性腎衰脾腎陽氣衰弱，濕濁瘀阻。症見腰痛，神疲乏力，浮腫，畏寒肢冷，噁心嘔吐，頭暈，口中尿臊味，皮膚搔癢。

【用藥方法】水煎服，每日1劑。

【臨床療效】配合中藥灌腸及西藥對症處理治療33例，顯效14例，有效14例，無效5例，總有效率84.85%。

【經驗體會】慢性腎功能衰竭(CRF)屬中醫的「水腫」、「溺毒」、「關格」、「虛損」等範疇，多為本虛標實；五臟之陰陽氣血不足為其本；外感濕熱、痰濕、瘀血、溺毒為其標。從慢性腎功能衰竭的中醫發展過程來看，多半是外感、濕熱、瘀血一腎陰不足一氣陰兩傷、肝腎陰虛一陰陽俱虛，而以脾腎陽虛更為突出，臨床上也以脾腎陽虛型最為多見，尤

❺ 劉敏等,〈三黃二仙湯合中藥灌腸治療慢性腎衰33例療效觀察〉,《江西中醫藥》,1993,(2):29～30。

其是中晚期患者更是如此，且「腎本水臟，元陽寓焉，命門火衰，既不能自利陰寒，又不能溫養脾土，則陰不從陽而輔化為水，故水腫之證，多屬火衰也」(《醫宗必讀》)。由此，三黃二仙湯從溫補脾腎入手，以生大黃清熱瀉濁排毒，黃芪、黃精健脾益氣固表，冬蟲夏草、二仙、巴戟天溫陽益腎固本，茯苓、蠶砂健脾滲濕並助大黃瀉濁，丹參、澤蘭葉、六月雪活血化瘀利水。全方共奏扶正固本、祛邪瀉濁、活血化瘀之功。臨床上筆者體會到，重用大黃是治療CRF、降低Scr與BUN的重要因素，也有不少患者服藥後大便泄瀉次數過多而導致腹痛不適者，此時可減去或減少大黃用量，待不適症消失後再逐漸增加大黃，則不適症狀可明顯減輕，也可將大黃與其他藥同煎並略延長煎熬時間，其泄瀉作用亦大為減弱，還可在原方中加入適量大黃炭，也可以減輕大黃的泄瀉作用。

6. 腎衰二用方 ❻

【藥物組成】黃芪、丹參各15克，黨參12克，茯苓25克，大黃6～10克，黑白丑各10克，牡蠣30克，熟附子12克，薑半夏10克，海藻20克，豬、茯苓各12克，車前子12克，甘草6克。

【加減變化】服激素出現陰虛內熱明顯者加黃連9克、生地10～25克；激素撤除時加仙茅12克、仙靈脾12克。

【功效】溫補脾腎，利水除濁，解毒。

【適應病症】用於慢性腎功衰竭脾腎陽虛或脾腎氣虛。臨床表現為不同程度的浮腫，尿少，夜尿增多，面色蒼白，唇甲淡白，乏力，不安，胃腸道症狀，不同程度的皮膚搔癢，舌質淡潤或舌體胖大等。

【用藥方法】水煎溫服，每日1劑。另將上藥煎後剩下的藥渣，趁熱調入甘遂末6克、大蒜泥適量、巴豆粉10克、輕粉6克、硫磺末3克，用白紗布包，敷於腎俞穴上，涼後蒸熱，或加置熱水袋。每晚1次，每

❻ 吳標等，〈腎衰二用方治療慢性腎功能衰竭26例〉，《實用中西醫結合雜誌》，1993，(5)：269。

次1小時。

【臨床療效】配合西藥對症處理治療26例，顯效15例，有效10例，無效1例，總有效率96.15%。

【經驗體會】慢性腎功能衰竭，多表現於本虛標實之候。本虛為脾腎陽虛或脾腎氣虛；標實為水濕留戀，濕毒內蘊。故中醫治療當以溫補脾腎、利水除濁、解毒為原則，又因脾腎陽虛，推動無力，濁邪內蘊，壅滯脈道出現瘀阻脈絡，故又應活血化瘀，通利血脈。方中黃芪、黨參溫補脾腎，改善腎功能，對人體免疫功能起雙向調節作用，並能糾正體內氮、激素等的異常代謝狀態。大黃、牡蠣、黑白丑、豬苓、茯苓、車前子、甘草能降濁解毒，使血中的尿素氮、肌酐等濕毒從大小便排出體外；丹參、海藻活血化瘀、通血脈，使瘀血得散，新血得生，生機旺盛，調節體內的內環境，增加腎臟血流量和腎小球濾過率。

7. 健運脾胃方 ❼

【藥物組成】生黃芪、太子參、土茯苓、生苡仁、六月雪、烏賊骨、大黃。

【加減變化】噁心加川連、蘇葉，或先投黃連溫膽湯；皮膚搔癢加白蘚皮；便溏去大黃，加黃連；浮腫加楮實子；血壓高加牛膝、生槐花；血虛加當歸；下元虛弱之證候明顯，選加仙靈脾、巴戟天、女貞子、旱蓮草、杞子；挾瘀加桃仁。

【功效】健運脾胃。

【適應病症】適用於慢性腎功能衰竭脾胃虛弱，運化失常。症見頭暈、乏力，面色萎黃，瞼浮足腫，皮膚搔癢，腰痠，夜尿多，納差，噁心，大便乾，舌嫩紅、苔薄膩，脈細弦。

【用藥方法】水煎服，每日1劑。

【臨床療效】治療18例，顯效10例，有效6例，無效2例，總有效

❼ 藍華生等，〈健運脾胃方治療慢性腎功能衰竭〉，《江蘇中醫》，1994，(3)：15。

率88.89%。

【經驗體會】慢性腎功能衰竭是各種腎臟病的病機。其本虛標實、寒熱錯雜的病機，使得治療艱難，臨床實踐證明健運脾胃、調整升降之機的大法治療慢性腎功能衰竭可改善機體的糖代謝紊亂，增加熱量，使組織能量供應好轉，減少蛋白質的分解，相對增加其合成，使機體趨向於氮平衡。另一方面健脾方藥有調節免疫，改善體質，提高機體抗病能力，保護殘餘腎功能，延緩病情的進展。

8. 補腎化瘀湯 [8]

【藥物組成】黨參30克（或太子參30克），黃芪30克，熟地10克，菟絲子9克，淫羊藿10克，枸杞子9克，丹參30克，赤芍15克，益母草30克。

【加減變化】水腫明顯時加豬苓15克，澤瀉15克；蛋白尿丟失嚴重加芡實30克，蟬衣15克；腹脹納差加木香12克，雞血藤30克；腎功能不全者加冬蟲夏草6克，製大黃5克。

【功效】益氣補腎，活血逐瘀。

【適應病症】慢性腎炎後期腎功衰竭出現的腎性貧血。

【用藥方法】每日1劑，煎煮3次，混勻，濃縮成300ml，每次100 ml，每日3次，2月為1療程。

【臨床療效】治療前血色素為 89.125 ± 17.580 克/L，治療後為 103.656 ± 21.246 克/L。

【經驗體會】現代研究表明腎性貧血與腎臟促紅血球生成素分泌減少，紅血球壽命縮短、缺鐵、骨髓纖維變性及脾機能亢進有關，而主要原因是促紅血球生成素減少，以及慢性腎功能不全時，血清中含有造血抑制物質。對本病運用一般抗貧血藥物治療往往無效。近年來，運用促

[8] 何英，〈補腎化瘀湯治療腎性貧血32例療效觀察〉，《實用中西醫結合雜誌》，1995，(4)：234。

紅血球生成素治療腎性貧血取的一定的療效，但藥源緊張，價格昂貴，且偶有過敏現象，久用有導致血栓危險，在臨床上廣泛應用尚受到限制。所以，探討本病的中醫治法具有重要的臨床意義。據現代醫學大量實驗資料及臨床研究證明，血瘀存在於腎炎發病的全過程。中醫認為血瘀日久可導致血虛，血虛日久也可加重血瘀，基於精血同源以及氣血陰陽互根關係，且患者在臨床上既有不同程度的血虛表現，如頭暈眼花，面色無華或萎黃，色淡白，心悸脈細，血色素下降；也有不同程度的腎虛表現，如腰痛、肢軟乏力，尿少浮腫，小便清長，或夜尿多等，採用益氣補腎治本以生血，活血逐瘀治標以袪邪。方中菟絲子、淫羊藿、棗皮、熟地補腎而無溫燥之弊，加黨參、黃芪益氣升陽，使氣旺精充血生，貧血狀態得以改善，丹參、益母草、赤芍活血補血，標本兼顧。筆者在臨床中還觀察到，部分慢性腎炎普通型患者無典型的腎虛和血虛表現，僅有蛋白尿及血色素降低，此類患者，以辨病為主，採用益氣補腎、活血化瘀法治療後，對於減少蛋白尿，改善貧血狀態，保護腎功能均有一定療效。

9.澄源益腎方 ⑨

【藥物組成】黃芪30克，黨參30克，生熟地各30克，五味子5克，紫菀10克，黃精30克，豬茯苓各15克，生大黃10克，黑、白丑各15克，六月雪30克，仙靈脾10克。

【功效】補肺益腎，清源瀉濁。

【適應病症】慢性腎小球腎炎腎功能不全，肺腎氣虛，濕濁水毒瀦留者。

【用藥方法】上藥水煎服，日1劑，同時加服冬蟲夏草4.5～6克/日，煎湯連渣服，控制蛋白質飲食，注意糾正水、電解質及酸鹼平衡失

⑨ 錢榮江，〈澄源益腎方治療慢性腎功能不全57例臨床分析〉，《浙江中醫學院學報》，1995，(6)：21。

調。1個月為1療程，治療1～2個療程。

【臨床療效】治療57例，其中顯效（Scr和BUN均恢復正常，或其中一項恢復正常而另一項下降>50%）26例；有效（Scr和BUN下降>30%，但未達到顯效程度）18例；無效（Scr和BUN達不到前述有效標準或上升）13例。氮質血症總有效率100%，尿毒症總有效率53.57%。

【經驗體會】由於氮質血症期缺乏臨床症狀，往往通過實驗室檢查才以發現，故給中醫辨證治療帶來困難。筆者運用中醫理論，從整體觀念出發，辨病同辨證相結合，認為其病位在腎，屬正虛邪實，正虛者主要是腎陽衰敗，邪實者即濕濁水毒（Scr、BUN等代謝產物）瀦留體內，其發生發展過程在於水液代謝失常，因此治療可從肺腎兩臟求之，理由有二：其一，肺腎為母子兩臟，肺為腎之母，腎乃肺之子，二者為金水相生關係，一方面金生水，即母養子，另一方面水又生金，即子養母。肺為水之上源，腎為水之下源，水氣本是一家，蒸水為氣，氣化為水，故可肺腎同治。其二，水液代謝是由肺、脾、腎等多臟腑的協調作用完成的，但必須以三焦為通道，才能正常地升降出入。而肺主全身之氣，欲治三焦，不能捨開治肺而他求。故筆者在治療時，採用補肺氣而溫腎陽，清上源以濟腎水，澄源益腎方以補肺湯為基礎加減而成，原方為肺虛不能生腎水，虛火上炎至咳嗽而設。原方中參芪補肺脾之氣；五味子味酸溫能斂肺氣；紫菀辛能潤肺，溫能補肺；熟地為腎藥滋其水，合之金旺水生。原方中桑白皮減去不用，加土大黃能滌蕩瘀濁，黑白丑專治下焦陽虛，助大黃瀉下之力，通腸瀉濁，茯苓功擅滲利體內之水濕；生地、豬苓滋養腎陰；六月雪解毒瀉濁；仙靈脾補腎壯陽。全方合用，具有補肺益腎、清源瀉濁之功效，從而調整水液代謝功能，達到改善腎功能目的。而冬蟲夏草具有壯命火、益精髓之功效，能改善腎功能及提高細胞免疫功能。

10.保元生血飲 ⑩

【藥物組成】地黃、紫河車、生曬參、當歸、丹參、陳皮、半夏、大黃等。

【功效】益氣，生血，補精，保護腎元，瀉濁解毒。

【適應病症】慢性腎炎腎功衰竭出現腎性貧血，以腎元虧虛為主。

【用藥方法】上藥製成口服液，每瓶100ml，每日1瓶，分3次口服。

【臨床療效】顯效（Hb、RBC上升25%以上；Cr、BUN下降；症狀與體徵明顯改善或消失）13例，占43.3%；有效（Hb、RBC上升；Cr、BUN下降或平穩；症狀與體徵改善）10例，占33.3%；無效（不符合以上標準者）7例，占23.3%。總有效率76.7%。

【經驗體會】腎性貧血是指由於各種因素造成腎臟紅血球生成素產生不足，或尿毒症血漿中一些毒性物質干擾紅血球的生成和代謝而導致的貧血。筆者認為它的產生主要是由於腎元虧損，腎用失司，五臟功能失調，尤其是脾失運健、胃失和降，氣血生成受阻而又濁邪內停，耗傷氣血所致。因而保護腎元，驅瀉濁邪以使臟腑功能和調、生化氣血應是腎性貧血治療的基本原則。保元生血飲，此方首選地黃，《神農本草經》謂其「填骨髓」，張元素謂其「滋腎水，益真陰」，用作培補腎元生氣之本。次選紫河車，乃血肉有情之品，能補腎精益腎氣，《本草綱目》引吳球「真元所鍾」之說，用為啟發腎元生化之機。再加人參，《神農本草經》認為它「主補五臟」，後世說它大補元氣，實則是養後天並育先天。三藥從先後天入手，既能保養腎元，又有補益氣血生化之機。同時針對氣血虛弱，引用當歸補血湯，以益氣養血。此外，本方還有一個重要方面，用丹參活血化瘀、用半夏燥濕化痰，大黃既可通腑又能祛瘀。諸藥合用，共奏瀉濁解毒、暢達三焦之功。全方保元治本，瀉濁治標，使臟腑功能

⑩ 劉玉芹等，〈保元生血飲治療腎性貧血的臨床觀察〉，《北京中醫藥大學學報》，1997，(1)：63。

協調，氣血自生。

11. 加味八珍湯 ⓫

【藥物組成】黨參、茯苓各20克，白朮、當歸、川芎、熟地各10克，白芍、炙草各6克，生大黃3～5克。

【加減變化】大便乾加大生大黃用量至每日排出糊狀大便2～3次為度。噁心嘔吐，苔白者加生薑、蘇葉、半夏；苔黃膩者加黃連、生薑、蘇葉。陽虛明顯者加杜仲、淫羊藿、紫河車，陰虛重者加枸杞子、山萸肉。瘀血明顯者加丹參、紅花。

【功效】平補氣血，緩瀉濁邪。

【適應病症】慢性腎炎腎功衰竭出現腎性貧血。臨床表現為氣血陰陽虧虛而症見面色萎黃無華，心悸氣短，頭暈乏力，唇甲色淡，腰膝痠軟，小便量少。或夜尿增多，雙下肢輕度浮腫，舌淡有齒痕，脈沈細無力。

【用藥方法】每日1劑，水煎分2次服。2個月為1療程。

【臨床療效】治療27例，其中顯效（症狀改善率70%以上，Hb、RBC升高30%以上，BUN、Cr下降30%以上）10例；有效（症狀改善率50～70%，RBC、Hb升高15～30%，BUN、Cr下降20～30%）11例；無效（症狀改善率50%以下，Hb、RBC上升15%以下，BUN、Cr下降20%以下）6例。總有效率77.5%。

【經驗體會】腎性貧血多屬本虛標實，脾腎陽虛是慢性腎衰的基本病機，脾虛生化乏源，溫化失常致氣血雙虧為腎性貧血之本；又因運化失常內生濕濁、瘀血為本病之標。因此本病表現為虛實錯雜，寒熱並見。治療中用大劑滋補會礙脾腎，助邪氣；用重劑峻瀉則損脾胃，傷氣津。所以，筆者立平補氣血，緩瀉濁邪的基本治法，以加味八珍湯治療，方中四君子補脾氣，助元氣，重用茯苓健脾利濕；四物滋陰血，化瘀血，輕用熟地、白芍以防滋膩礙脾；生大黃通腑降濁，破瘀。全方補瀉共濟，

⓫ 路波等，〈加味八珍湯治療腎性貧血27例〉，《陝西中醫》，1997，(4)：158。

寒溫併用，補不助邪，瀉不傷正，平和輕靈，貴在調和，使五臟六腑協調，氣血得生，濁瘀得除，故症狀、體徵、RBC、Hb明顯好轉，BUN、Cr有下降趨勢，表明平補緩瀉作用可糾正腎性貧血，改善慢性腎衰症狀，提高患者生活質量。

12.滋腎生血沖劑 ⓬

【藥物組成】人參、黃芪、鹿角膠、穿山甲、大黃、水牛角等。

【功效】滋腎填精，解毒降濁，活血化瘀。

【適應病症】腎性貧血。

【用藥方法】上藥製成沖劑，每袋含生藥4.5克，1袋/次，3次/日，6～8週為1療程，服用1～2個療程。治療過程中患者均給予低鹽優質低蛋白飲食及對症處理。

【臨床療效】治療100例，其中顯效（症狀明顯減輕，Hb、HCT上升25%以上，Cr下降25%以上）25例；有效（症狀減輕，Hb、HCT上升不超過25%，Cr下降不超過25%）64例；無效（症狀無改善或加重，Hb、HCT下降，Scr上升）11例。總有效率89%。

【經驗體會】腎性貧血的主要病機是腎虛，精髓不足，故滋腎填精是治療腎性貧血的根本大法。濕濁內留，瘀阻腎絡則是加重腎性貧血的重要因素，腎性貧血患者一方面由於腎中精氣虧虛，開闔失司，致使精微不攝而漏出，濕濁不瀉而滯留，另一方面腎中精氣不足，五臟氣虛，氣虛不能行血，則血必有瘀，瘀血阻於腎絡，影響腎的氣化及藏精功能，均可加重腎性貧血。因此，必須配以解毒降濁，活血化瘀治其標。本方中人參大補元氣，黃芪益氣生血，兩藥能夠興奮骨髓的造血功能，提高人體的免疫力。鹿角膠生髓補髓，能夠促進紅血球生成素合成。大黃通腑降濁，活血化瘀，具有降低氮質瀦留，緩解殘餘腎的高代謝狀態，抑

⓬ 謝惠芬，〈滋腎生血沖劑治療腎性貧血100例臨床觀察〉，《中國中醫藥科技》，1997，(6)：367。

制腎小球系膜細胞增生及抗炎、抗凝作用。綜觀全方，選藥精當，配伍合理，標本兼治，重在治本。通過臨床觀察結果表明，滋腎生血沖劑既能明顯的糾正腎性貧血患者的貧血狀態，又可改善腎功能，不僅對氮質血症，而且對尿毒症均有較好的療效，在規定的劑量範圍內無毒副作用，可安全服用。

13.補腎填髓養血湯 [13]

【藥物組成】黨參、當歸15克，仙靈脾、補骨脂、鹿角膠、阿膠珠、製大黃、陳皮各10克，六月雪30克，炙黃芪50克。

【加減變化】若水腫明顯者加茯苓、豬苓；伴血尿者加小薊、白茅根；噁心、嘔吐明顯者加黃連、吳茱萸。治療期間給予低優質蛋白飲食，輔以降血壓、糾正水電解質酸鹼紊亂、抗感染等，並相應處理原發病。

【功效】補腎填髓養血。

【適應病症】慢性腎炎腎功衰竭出現腎性貧血，以脾腎虛衰、精血不足為主。

【用藥方法】每日1劑，水煎服，3個月為1療程。

【臨床療效】治療21例，其中顯效（症狀、體徵明顯改善，Hb上升>10%）3例；好轉（症狀、體徵改善，Hb上升≥1%且<10%）13例；無效（症狀、體徵無改善，Hb上升<1%或惡化）5例。總有效率76.2%。

【經驗體會】慢性腎功能衰竭歸屬中醫「溺毒」、「水腫」、「虛勞」、「關格」等範疇，其病機總屬脾腎虛衰水毒瀦留。以腎性貧血為主要表現者屬「虛勞」範疇，病機以脾腎虛衰、精血不足為主。腎主骨生髓為先天之本，內寓元陰元陽，腎精充盈則生成血液的物質基礎雄厚，腎陽興盛，則化生血液的功能健旺，腎虛骨髓不充，精血無以化生則血虛，同時脾胃虛弱，氣血生化乏源，亦使腎精癒虧，日久則髓竭血枯。根據此理論自擬補腎填髓養血基本方，方中黨參、炙黃芪、當歸、阿膠益氣

[13] 周婷，〈補腎填髓養血湯治療腎性貧血21例〉，《陝西中醫》，1999，(6)：246。

養血；製大黃、六月雪瀉濁；陳皮健脾和胃，防滋補礙胃。方中養血與補氣溫陽藥同用，以促進其養血的功能，特別是用血肉有情之品，加強補腎填髓養血之作用。據現代藥理研究，黨參、黃芪、當歸益氣養血，具有調節機體免疫功能，刺激骨髓造血作用；仙靈脾、鹿角膠補腎陽、益腎精，具有提高睾酮濃度，促進促紅血球生成素的分泌，刺激紅血球幹細胞的分化成熟；當歸活血可改善骨髓造血微環境。

㈡正氣不足，濁邪內盛

1. 益腎方 ⑭

【藥物組成】生黃芪、半邊蓮、半枝蓮、益母草各15克，丹參、生茜草、生蒲黃、焦山楂各10克，生大黃6～10克。

【功效】益氣，行瘀，化水，清濕熱。

【適應病症】慢性腎炎腎病型伴一時性氮質血症，血肌酐在5mg%以下者。主要表現為尿中大量蛋白，伴神疲乏力，腰痠腿軟，或有浮腫，或有發熱咽痛，口乾而苦，噁心乾嘔，苔膩，脈滑數。

【用藥方法】水煎，2次分服，每日1劑。

【臨床療效】配合常規西藥和中藥巴黃丸、大黃附子湯加減治療24例，顯效19例，有效3例，無效2例，總有效率91.67%。

【經驗體會】慢性腎小球疾病發生氮質血症時，往往是緩慢、進行性和不可逆的。而腎病綜合徵合併氮質血症，其腎功能損壞卻存在著逆轉的可能。本方具有益氣、行瘀、化水、兼清濕熱的作用。方中生黃芪補氣，益母草、丹參、生茜草、生蒲黃活血化瘀，半邊蓮、半枝蓮清利濕熱，生大黃清熱、化瘀、排毒。本方臨床上適用於腎病綜合徵治療後，水腫已基本消除，糾正氮質血症，但尿檢仍有不同程度蛋白及紅血球。

---

⑭ 王永鈞等，〈益腎方治療腎病綜合徵合併氮質血症24例報告〉，《中國中西醫結合雜誌》，1985，(9)：550～552。

2.溫陽瀉濁方 ⑮

【藥物組成】大黃、附子、茯苓各15克，蘇葉、法半夏、生薑各10克，川黃連6克，砂仁5克。

【加減變化】嘔吐明顯者加陳皮、竹茹，或改服黃連溫膽湯；發熱者加黃芩、蒲公英；神志昏蒙者加石菖蒲、郁金；有出血傾向者加白芍、茜草根；尿毒症狀改善，非蛋白氮降至80mg以下改服濟生腎氣丸加蒲公英、槐花。如病情穩定，可漸過渡到以溫補脾腎為主。

【功效】溫陽瀉濁。

【適應病症】慢性腎功能衰竭陽虛濕阻者。臨床表現頭暈嗜睡，昏蒙，噁心嘔吐，面色晦滯，口臭尿味，神疲，腰膝痠軟，尿清長，脈沈弱或弦滑，苔濁膩。

【用藥方法】水煎服，每日1劑。

【臨床療效】配合中藥灌腸及西藥對症處理治療45例，顯效14例，好轉13例，無效12例，死亡6例，總有效率60%。

【經驗體會】按中醫學理論，氮質可理解為陰濁性物質，清陽當升，濁陰該降。腎臟病末期，腎陽衰微，陽不化陰，以致濁邪壅塞，升降運動失衡，氣血運行阻滯，體內多種物質代謝發生紊亂，導致陰濁性物質蓄積體內，清陽受阻而不升，濁陰不降而上逆。治療宜溫陽瀉濁。方中附子溫腎助陽，大黃、茯苓、生薑、半夏、砂仁化濕瀉濁，和胃降逆，黃連、蘇葉排除毒素。本方降低氮質的原理可能是：一方面通過刺激腸粘膜，使腸道充血、增加毛細血管的通透性，使體內的非蛋白氮隨腸道分泌液排出；另一方面，通過瀉下和解毒抗菌的作用，加速食物殘渣的排泄和抑制胃腸道菌群的生長，從而減少腸腔內蛋白質的分解，使腸源性的非蛋白氮吸收也減少。總之，主要是通過瀉下使一部分氮質從腸道清除出體外。此外，大黃尚有活血祛瘀、降壓利尿等作用。部分患者服藥

⑮ 陳賢，〈以溫陽瀉濁方為主治療尿毒症45例〉，《新中醫》，1986，(3)：23～25。

後尚可見尿量增加，亦有利於非蛋白氮的排泄。

3. 溫腎解毒湯 [16]

【藥物組成】紫蘇、黨參、丹參、六月雪、綠豆衣各30克，半夏、炮附子各9克，黃連4.5克，砂仁3克，生大黃15克，生薑2片。

【加減變化】皮膚搔癢加地膚子、白蘚皮各12克；出血加大小薊、茜草各15克，參三七9克；骨痛肢楚加徐長卿、金雀根各30克；改善腎功能加冬蟲夏草6克；心慌氣急加生曬參、麥冬各20克，萬年青根15克，琥珀粉2克。

【功效】溫腎解毒。

【適應病症】慢性腎功衰竭脾腎陽虛、濁毒內阻者。症見血尿素氮、肌酐增高，電解質紊亂，伴面色蒼白或晦暗，或有浮腫，神疲乏力，納差嘔吐，口淡無味，不欲飲水，頭暈鼻衄，腰膝痠軟，夜尿清長，大便乾燥，苔膩，脈沈。

【用藥方法】水煎服，每日1劑，3月為1療程。

【臨床療效】配合西藥對症處理治療26例，顯著改善臨床症狀，降低血肌酐、尿素氮，調整電解質紊亂。

【經驗體會】慢性腎功能衰竭以脾腎虛衰為本，濕毒內蓄為標。在尿毒症階段，正虛邪實，而以邪實為矛盾的主要方面，只有用清熱解毒祛邪之法蕩滌三焦壅塞之邪氣，正氣方能升降正常。方中紫蘇、六月雪、綠豆衣、黃連等均為清瀉解毒之品，生大黃更有蕩滌腸胃濕毒之功，為本方主藥；配合黨參、丹參加強益氣活血，附子溫補脾腎之陽，臨床療效較好且穩定。

[16] 陳以平等，〈溫腎解毒湯治療慢性腎功能衰竭療效觀察〉，《中西醫結合雜誌》，1986，(8)：465～467。

4. 活血清濁湯 ⑰

【藥物組成】丹參20克，赤芍20克，茯苓20克，益母草20克，草果仁20克，全蟲15克，蜈蚣7條，黨參20克。

【加減變化】證屬脾腎陽虛，面浮腫，面色萎黃無華，畏寒肢冷，神疲乏力，舌質淡有齒痕，脈沈細，加附子25克、桂枝15克、黃芪40克；證屬肝腎陰虛，頭暈，面浮肢腫，腰困腿軟，五心煩熱，舌質紅少苔，脈弦或弦數，加夏枯草20克、茺蔚子25克、懷牛膝20克；證屬肺脾氣虛，面浮肢腫，面色蒼白，氣短乏力，納呆，舌體胖大，脈細弱，加黃芪40克、白朮20克、澤瀉20克。

【功效】益氣活血，利濕化濁。

【適應病症】慢性腎功能衰竭尿毒症氣虛血瘀、濁毒內阻。症見面色少華或晦暗，氣短乏力，皮膚少津或甲錯，時有腹脹納呆，口粘無味，明顯則噁心嘔吐，頭暈心悸，口鼻衄血，舌質暗淡，脈沈。

【用藥方法】水煎450ml，分3次口服。

【臨床療效】配合自擬「降濁I號」方灌腸治療20例。顯效8例，占40%；有效10例，占50%；無效2例，占10%。總有效率90%。

【經驗體會】慢性腎功能衰竭主要表現於肺脾腎三臟的不同虛證為本，其中以腎虛為明顯，風、濕、熱、瘀血為標。因此治療當以益氣活血為主，兼以祛邪。方中黨參益氣補虛，丹參、赤芍藥、益母草、全蟲、蜈蚣活血化瘀，茯苓、草果化濕濁，清熱涼血。配合高位保留灌腸，有推陳致新，降低肌酐和尿素氮的作用，對改善腎臟血流量有一定的效果，使患者臨床症狀明顯好轉，尿素氮明顯下降而具有肯定的療效。

⑰ 劉樹勤等，〈活血清濁湯治療慢性腎功能衰竭尿毒症20例臨床觀察〉，《黑龍江中醫藥》，1987，(5)：37。

5. 活血複能湯 ⓲

【藥物組成】丹參20～30克，益母草30～60克，赤芍、當歸、川芎各15～20克。

【加減變化】脾腎陽虛者酌加製附子、仙靈脾、巴戟天；氣陰兩虛者酌加黃芪、黨參、白朮、元參、麥冬；肝腎陰虛者酌加山萸肉、桑椹子、枸杞、生地；對於病程長、瘀血阻絡症較重者加穿山甲15～30克、大黃15～20克、路路通30克、金剛藤60克；伴有感染者加金銀花、蒲公英、白花舌蛇草。

【功效】活血化瘀，恢復腎功能。

【適應病症】慢性腎炎各型伴有腎功能損害者。臨床表現為水腫，小便短少，頭昏，腰痛，乏力，或有納差，便溏，形寒肢冷，噁心，鼻衄，舌暗紅，邊尖有瘀斑、瘀點，脈沈澀。

【用藥方法】水煎服，每日1劑。

【臨床療效】治療43例，患者血尿素氮、血肌酐、尿肌酐清除率，2小時酚紅排泄率均有明顯改善。

【經驗體會】中醫學認為久病入絡，必有瘀血內停，所以慢性腎炎腎功能不全患者多伴有瘀血症狀，臨床通過活血化瘀治療，患者的血尿素氮、肌酐、內生肌酐清除率及酚紅排泄率均有明顯改善，反映了本法對慢性腎炎患者的腎小球濾過功能有改善和恢復作用，並能增加近段腎小管的排泄功能。對於病程纏綿、舌質紫暗、腎功能損害較顯著，此時單用活血化瘀藥物，勢必力弱效低，可酌加攻瘀通絡及溫補腎陽之中藥，在提高療效上有相得益彰之功，對於此類患者，可加入穿山甲、桃仁、路路通、附子、巴戟天而增強療效。

⓲ 洪淑雲等，〈活血複能湯為主治療慢性腎炎腎功能損害的臨床觀察〉，《中醫雜誌》，1988，(4)：31～32。

6.腎衰湯 ⑲

【藥物組成】黃芪15克，附片6克，法夏10克，陳皮5克，茯苓10克，益母草15克，枳實10克，半邊蓮15克，生大黃10克，甘草3克。

【加減變化】水腫者加澤瀉、車前子；肝腎陰虛，肝陽上亢眩暈加懷牛膝、杜仲、石決明；大便乾結者加大黃；咽痛者加連翹、玄參；皮膚搔癢者加蟬衣；舌苔黃、口乾苦，濕濁化熱者加川黃連，暫去附片。

【功效】扶正瀉濁和胃。

【適應病症】慢性腎功能衰竭氣血虧虛、濁毒蓄積者。主要表現為頭暈乏力，精神不振，面色蒼白或黧黑，或噁心嘔吐，皮膚搔癢，夜尿增多等。

【用藥方法】每日1劑，水煎服，1月為1療程。

【臨床療效】治療30例，顯效21例，好轉7例，無效2例，死亡1例，總有效率93.33%。

【經驗體會】慢性腎衰，大部分由慢性腎炎長期不癒轉變而來。屬於中醫學「水腫」、「虛勞」範疇，其病機以脾腎陽虛為主，久病陽虛及陰，可導致肝腎陰虛，陰陽兩虛之證。脾腎陽虛則運化失職，開闔不利，不能升清降濁，導致水濕溢流，明顯或瘀血停聚。腎衰湯以黃芪、附片、白朮、茯苓溫補脾腎之陽以固本，為方中主藥；半夏、陳皮化濁止嘔，大黃、枳實瀉濁，丹參、益母草活血化瘀，半邊蓮、茯苓利濕。全方標本兼顧，因而療效理想。

7.大黃丹附湯 ⑳

【藥物組成】大黃50克，丹參30克，附片20克，益母草20克，蒲公英20克，牡蠣30克。

---

⑲ 駱繼傑，〈自擬腎衰湯治療慢性腎功能衰竭30例小結〉，《湖南中醫學院學報》，1988，(4)：13～14。

⑳ 周勝連，〈以大黃丹附湯保留灌腸為主治療慢性腎衰〉，《湖南中醫雜誌》，1988，(6)：6～7。

【功效】通腑降濁，活血化瘀，清熱解毒，溫補脾腎。

【適應病症】慢性腎功衰竭，正虛邪實，脾腎陽虛，濕濁，瘀血內阻。表現為血中肌酐、尿素氮增高，伴面色晦暗，噁心嘔吐，口苦而膩，或口中尿臭味，小便清長，大便秘結，脈弦，苔膩。

【用藥方法】以上藥濃煎取汁400ml，每次200ml高位保留灌腸，上、下午各1次，並應用蛋白同化激素利尿、降血壓、糾正酸中毒，維持水電解質平衡，控制和預防繼發感染等。

【臨床療效】治療87例，顯效31例，有效18例，無效15例，死亡23例，總有效率56.32%。

【經驗體會】慢性腎功能衰竭的病機為脾腎虧虛，濕濁內阻，瘀毒留滯，本虛標實，即機體臟腑功能虧損，「毒素物質」病理產物瀦留，病情複雜，治療時當辨證與辨病結合，標本同治，中西醫結合，發揮各自之長，保護殘餘腎功能，防止腎衰發展。方中大黃具有攻積導滯、瀉火解毒、活血祛瘀作用，現代藥理研究還能利尿、降血壓、降低血尿素氮；丹參、益母草均具有活血祛瘀、涼血解毒作用，且能擴張局部血管，改善腎血流，促進腎功能恢復，對水腫、蛋白尿、高血壓等症狀都有一定療效；蒲公英具有清熱解毒、利濕作用；附片具有溫腎助陽化氣，回陽救逆通脈，益命火暖脾土之功，還能鎮靜、強心、降血壓、擴張血管、改善局部末梢循環，有利於腸壁對藥液的吸收和「毒素物質」的析出；牡蠣具有平肝潛陽、收斂固澀、軟堅散結作用，且能鎮靜、降血壓、促進凝血，而且含有多種鈣鹽及鎂、鋁、鐵等物質，可使藥液成為高張溶液，而達到結腸透析的目的。

8.益腎瀉濁活血方 ㉑

【藥物組成】丹參20～30克，益母草30～60克，生黃芪30克，土

㉑ 毛照海，〈益腎瀉濁活血方為主治療慢性腎功能衰竭15例〉，《實用中西醫結合雜誌》，1990，(5)：302。

茯苓30克，白花蛇舌草30克。

【加減變化】脾腎陽虛者加製附子、仙靈脾、菟絲子；肝腎陰虛者加生熟地、山萸肉、枸杞子；脾腎氣陰兩虛者加黨參、白朮、麥冬、生地、五味子；小便不利、浮腫明顯者可根據病情分別合導水茯苓湯、消水聖愈湯、防己茯苓湯、真武湯；噁心嘔吐劇烈者合半夏瀉心湯；併發感染者加銀花、連翹、蒲公英。

【功效】益腎瀉濁活血。

【適應病症】慢性腎功衰竭氣虛血瘀、濕毒內阻者。主要表現神疲乏力，腰膝痠軟，面色晦暗，噁心嘔吐，頭暈無力，舌質暗淡，苔膩。

【用藥方法】水煎溫服，每日1劑。

【臨床療效】配合灌腸，治療15例，顯效9例，好轉4例，無效2例，總有效率86.67%。

【經驗體會】慢性腎功能衰竭屬本虛標實之證，腎精虧損（包括腎陰虛和腎陽虛）為其本，濕濁、瘀血為其標，其演變過程是腎精虧損，腎氣衰微，不能蒸化水濕，蘊鬱於內而成濕濁溺毒，且因「久病入絡」可致瘀血內停，這和現代醫學認為慢性腎功能衰竭時代謝產物瀦留，血液存在著高凝狀態是一致的。因此，治療應立足於益腎填精、扶助腎氣以治其本，通腑瀉濁、活血化瘀以治其標。方中生黃芪、土茯苓補氣健脾、利濕，調節機體的免疫功能，增強免疫力；丹參、益母草活血化瘀，改善腎血流，增強腎小管的排泄；白花蛇舌草清熱解毒。

9. 化濕降濁沖劑 [22]

【藥物組成】白豆蔻、草果仁、石菖蒲、桑白皮、萊菔子、大黃。

【功效】化濕降濁。

【適應病症】慢性腎功能衰竭濕濁內盛。症見疲憊乏力，厭食，噁

[22] 周民權等，〈化濕降濁沖劑治療慢性腎功能衰竭〉，《中醫藥學報》，1991，(1)：36～38。

心嘔吐，口粘苔垢膩，嗜睡，神志昏蒙，鼻出血。

【用藥方法】以上方製成沖劑，每袋10克，日服3次，每次1袋，溫開水沖服。1月為1療程。

【臨床療效】治療100例，與口服氧化澱粉之對照組比較，中藥改善症狀明顯優於對照組，兩組病人血肌酐、尿素氮均明顯下降。

【經驗體會】在慢性腎功能衰竭中，由於濕濁瀰漫充斥三焦而使臟腑功能嚴重受損，腎氣化不利，升降失常，遂致清濁逆亂。「出入廢則神機化滅、升降息則氣立孤危」，故濕濁的泛濫實為腎病危重之標誌，是慢性腎功能衰竭病機變化之關鍵所在。基於慢性腎功能衰竭乃係「濕濁壅塞三焦，氣機不得升降」之故，化濕降濁，改善氣機之升降出入，則為治療慢性腎功能衰竭之要旨。化濕降濁湯中大黃味苦性寒，可降瀉下焦之積滯，桑白皮瀉肺，白豆蔻、草果仁化濕醒脾，萊菔子通降肺胃，石菖蒲化濕開竅寧神。上藥共奏通瀉三焦，化濕降濁之效。慢性腎功能衰竭病人經化濕降濁法治療後，尿素氮明顯下降，消化功能紊亂明顯糾正，全身症狀明顯緩解。基本起到了消除毒素，排除體內代謝產物，緩解改善病情，保護殘餘之腎功能，延長慢性腎功能衰竭病人存活時間的效果。

10.腎勞湯 ㉓

【藥物組成】二丑15～20克，生大黃15～20克，黃芪15克，車前子20克，首烏15克，半枝蓮15克，魚腥草20克，益母草30克，雞內金12克。

【加減變化】舌紅、苔黃、脈數加竹葉、黃柏；舌淡、苔白、脈細者加附片、桂枝、仙靈脾；腹脹、嘔吐者加白蔻仁、薑半夏、陳皮；眩暈、目脹者加石決明、鈎藤；腰痛加菟絲子、棗皮；心悸、氣短、自汗者合生脈散。

㉓ 楊林風，〈腎勞湯治療慢性腎功能衰竭41例〉，《湖北中醫雜誌》，1992，(3)：8～9。

【功效】益腎瀉濁，解毒活血。

【適應病症】慢性腎功能衰竭。症見面色蒼白，口唇蒼白，精神衰憊，語微氣怯，畏寒踡臥，肌膚不溫，舌淡苔黃，脈沈細。

【用藥方法】每日1劑，水煎服。尿毒症期，在內服腎勞湯的同時，以腎勞湯濃煎取汁100ml保留灌腸，每日1次，2月為1療程。

【臨床療效】治療41例，顯效14例，有效20例，無效7例，總有效率82.9%。

【經驗體會】慢性腎功能衰竭屬於中醫「腎勞」範疇，「溺毒」是其病理關鍵，此乃因腎臟功能受損，氣化失常，濁邪停留，日久入血而成。這種繼發的病理產物反之更損腎臟，使機體呈現出一種正虛毒盛、虛毒並存的惡性病理狀態。治療當採用益腎瀉濁、解毒活血之法。方用二丑瀉水逐飲，使濁毒之邪前後分消；生大黃蕩滌積滯，利濕解毒，與二丑合用，具有蕩滌溺毒，推陳出新，促進腎臟功能恢復之力；車前子利水而不傷陰；半枝蓮、魚腥草清熱解毒，並具有抗感染作用，同時半枝蓮還可活血化瘀、利水；活血化瘀法能緩解腎病高凝狀態，改善腎臟微循環，促進腎臟功能的恢復，益母草活血化瘀、利水消腫；雞內金醒脾導滯以資化源；黃芪補氣升陽、滋腎補脾，能強心利尿，有抗菌及類似性激素作用；何首烏補肝腎、益精血，能促進血細胞的新生與發育，提高機體的免疫功能。

11. 加味溫膽湯 ㉔

【藥物組成】半夏、陳皮、竹茹、枳實、蒼白朮各10克，茯苓12克，生薑5片，焦楂曲各15克，製大黃6～15克，甘草3克。

【功效】化濕瀉濁，健脾和胃。

【適應病症】慢性腎功衰竭濕濁中阻。症見噁心，嘔吐，脘悶，納

㉔ 嚴志林等，〈加味溫膽湯治療慢性腎功能衰竭70例臨床觀察〉，《江蘇中醫》，1992，(9)：5～7。

差，口粘，苔膩等。

【用藥方法】水煎服，每日1劑，1週為1療程，一般治療4個療程。

【臨床療效】治療70例，治療後症狀改善率為60～90%，血肌酐、尿素氮明顯下降。

【藥理】半夏、茯苓對中樞神經系統有鎮靜作用，半夏還對鴉片、嗎啡或硫酸銅所致嘔吐有一定對抗作用，故具止嘔之功；竹茹、生薑亦有止吐之效；陳皮、枳實、甘草尚有抗胃炎、胃潰瘍作用；焦楂曲、蒼白朮有改善胃腸功能作用；大黃的瀉下作用可使血尿素氮、肌酐降低，並能改善身體內的生化學環境，抑制腎功能衰竭的進展。

【經驗體會】慢性腎功能衰竭為本虛標實之證，脾腎衰敗，濕濁內蘊是其基本病理之一。脾虛不能化生五穀為精微反致濕濁內停，腎虛失於氣化，不能分清泌濁，清濁逆亂，以致濁陰鬱滯。筆者運用加味溫膽湯治療在於化濕瀉濁，驅除標邪，健脾和胃，顧護胃氣，藉以恢復脾胃納運、升降之功能，使濕無所生，濁從下注，阻止病情惡化。方中半夏、蒼朮宣化濕濁；枳實、大黃行滯瀉濁；陳皮、茯苓行氣健脾；竹茹清胃熱而止嘔；白朮、山楂、神曲、甘草開胃健脾；生薑溫中止嘔。諸藥合用共奏化濕瀉濁、健脾和胃之功。由於主治證候明確，藥味精簡，藥效突出，患者服後普遍感到藥味清爽，易於接受，藥後口中尿臭味、噁心嘔吐明顯好轉。

12.腎衰I號方 ㉕

【藥物組成】製附子10～20克，生大黃15～30克，炙黃芪30～60克，益母草15～30克，芒硝10～20克。

【加減變化】噁心嘔吐，呃逆明顯者，加茯苓、竹茹、薑半夏和胃止嘔；尿少浮腫嚴重者，加茯苓皮、赤小豆、木通、車前子利尿消腫；

㉕ 喬成林等，〈腎衰I號方治療慢性腎功能衰竭臨床觀察與實驗研究〉，《陝西中醫》，1992，(11)：481～482。

頭痛頭昏，血壓偏高者，減附子量，加天麻、決明子、鈎藤、地龍；肌膚搔癢麻木者，加全蠍、殭蠶、土茯苓；有出血傾向者，加白芨、茜草根、血餘炭收澀止血。

【功效】補氣活血降濁。

【適應病症】慢性腎功能衰竭脾腎陽虛水毒瀦留型。臨床表現為噁心嘔吐，腹脹納呆，口粘無味，尿少，頭痛煩躁，苔膩伴有陽虛見症者。

【用藥方法】取上藥除芒硝加水適量，煎至400ml，早晚飯前分服。噁心嘔吐頻者可少量多次分服，或取藥液早晚保留灌腸各1次，2個月觀察療效。

【臨床療效】腎功失代償期62例，顯效42例，有效13例，無效7例，總有效率85.5%；尿毒症期38例，顯效12例，有效15例，無效11例，總有效率71.1%。

【經驗體會】慢性腎功能衰竭早期多以正虛為主，後期則以邪實為主，尤其是尿毒症期，在毒性物質的作用下常出現神經心血管等多系統的機能紊亂。所以，促進毒性物質的排泄是緩解和改善症狀的重要途徑。根據本病的病理特點，筆者選用具有降低肌酐、尿素氮和調節鈣磷代謝作用的中藥配伍。方中大黃、益母草、芒硝瀉下降濁，促進體內瀦留毒素的排泄，並可減輕心、腦、肺等臟器的水鈉瀦留，從而緩解了腦、心血管及呼吸系統的中毒症狀；附子、黃芪具有良好的強心利尿作用，二藥協同為用，有明顯的減慢心率，加強心肌收縮力的效果，對於改善慢性腎衰後期出現的心、肺衰竭有一定的預防和治療作用。治療後患者血中尿素氮、肌酐含量明顯下降，而尿液中含量卻顯著增高；血中鉀、鈉、鈣、磷等含量無明顯變化，可見本方對體內電解質的含量並無任何不良影響。

13.瀉濁方 ㉖

【藥物組成】紫蘇葉30克，川黃連4克，生薑6克，半夏12克，石葦30克，萆薢30克，徐長卿30克，熟大黃9克，蠶砂15克。

【加減變化】脾腎氣虛加黨參、黃芪、益智仁、芡實各30克，白朮40克，沈香9克；脾腎陽虛加附子9克，肉桂3～6克，仙茅、淫羊藿各30克；脾腎氣陰兩虛合用四六湯經驗方（黨參或太子參30克，黃芪15克，生地黃12克，山藥30克，白扁豆30克）；肝腎陰虛加麥冬、天冬各12克，生地黃12克，羚羊角5克，女貞子、墨旱蓮各15克；陰陽兩虛合用右歸丸30克、人參10克。

【功效】瀉濁降逆。

【適應病症】腎功能不全濁邪上逆。症見神疲乏力，面色蒼白，納穀不振，時欲噁心嘔吐，大便乾結，苔膩，脈細無力。

【用藥方法】每日1劑，水煎分2次服。

【臨床療效】治療48例，顯效14例，有效12例，穩定15例，無效7例，總有效率85.4%。

【經驗體會】中醫認為慢性腎功能衰竭是由於脾腎功能衰敗，三焦氣化失司，清氣不升，濁氣不降，飲食不能化生精微，精微不攝而漏出，水濁不瀉而瀦留，從而使濕濁水毒瀦留體內，而濕濁又能使臟腑功能進一步受損，使濁陰難以從二竅排出，或上犯脾胃、或蒙蔽心竅、或引動肝風、或入營動血、或水氣凌心犯肺而出現種種危象。因此治療當以瀉濁降逆為主，同時配合扶正。方中川黃連、半夏、生薑辛開苦降，和胃降逆；紫蘇葉芳香化濁、理氣和胃止嘔，合用能明顯解除慢性腎衰時消化系統症狀，增加食慾；石葦、萆薢、蠶砂分清瀉濁、利尿解毒，促使毒素從尿中排出；大黃苦寒解毒，促使毒素從腸道排出；徐長卿化瘀通絡瀉濁。諸藥合用共奏瀉濁降逆、和胃止嘔之功。

㉖ 程錦國等，〈瀉濁方治療慢性腎功能不全48例〉，《廣西中醫藥》，1993，(2)：4～5。

14.和解湯㉗

【藥物組成】柴胡12克，黃芩12克，清半夏12克，陳皮12克，黃連4克，茯苓12克，生薑4克，焦大黃6克，益母草15克。

【功效】除寒清熱，調和臟腑。

【適應病症】慢性腎功能不全正虛邪實，寒熱錯雜，虛實並見者。主要表現為腰痠神疲，四肢不溫，納差腹脹，夜尿清長，或大便稀溏，或噁心嘔吐，口乾而粘，發熱口苦，頭暈心煩，或有鼻衄等。

【用藥方法】水煎服，每日1劑，療程8～12週。

【臨床療效】治療72例，查血肌酐、尿素氮、血紅蛋白對比，發現能明顯降低血肌酐、尿素氮，升高血紅蛋白，長期隨訪，病情穩定者43例。

【經驗體會】慢性腎功能不全，臨床多表現於正虛邪實、寒熱錯雜、虛實並見的複雜證候。因此，在治療過程中存在著扶正與祛邪這兩個相互矛盾的問題，臨床實踐認為寒熱併用、補瀉同劑的和解法更適合本病的病機特點。方中柴胡、黃芩為和解的主藥，半夏、陳皮、茯苓健脾化濕濁，黃連清解熱毒，益母草活血化瘀、利水消腫，大黃蕩滌腸道，促進體內毒素的排出，兼活血化瘀，改善微循環，控制疾病，延緩病情。以和解法為主治療慢性腎功能不全的作用機制，可能與提高超氧化物歧化酶的活性有關。動物實驗結果表明，和解方能明顯提高大白鼠的超氧化物歧化酶活性，能增強清除氧自由基的能力，從而達到延緩腎功能惡化進程的作用。

15.活腎湯㉘

【藥物組成】丹參、益母草各30克，紅花15克，三七、大黃、土茯

㉗ 周靜緩等，〈和解法為主治療慢性腎功能不全的臨床與實驗研究〉，《北京中醫學院學報》，1993，(4)：51～52。

㉘ 王新建，〈活腎湯治療慢性腎功能不全30例觀察〉，《安徽中醫臨床雜誌》，1995，(1)：24。

苓、黃芩、地龍、牛膝各12克，沉香6克（沖服）。

【加減變化】氣虛血滯型加黃芪、白朮、人參、仙靈脾；陰虛血瘀型加生地、熟地、龜板、阿膠、杞果；氣陰兩虛瘀阻內蘊型加上述益氣滋陰之品。

【功效】活血化瘀，通腑瀉濁。

【適應病症】慢性腎功能衰竭，正虛邪實，腎氣虧虛，濕濁瘀血內阻者。

【用藥方法】每日1劑，水煎服，10天為1療程。

【臨床療效】治療30例，其中顯效（臨床症狀消失或顯著減輕，血尿素氮下降30%以上，酸中毒糾正，併發症好轉或消失）13例，占43.33%；好轉（臨床症狀減輕，尿素氮下降20%以上，酸中毒改善，併發症好轉或改善）11例，占36.67%；無效（不符合顯效、好轉判斷標準）6例，占20%。

【經驗體會】免疫反應與凝血是腎衰發展中的重要環節。許多研究證明：多種不同類型的腎小球疾病患者體內存在不同程度的高凝狀態。筆者認為慢性腎衰是慢性腎臟疾病日久不癒，腎體勞傷，腎氣虛衰，氣化失司，當藏不藏，當泄不瀉，汙穢敗濁內蘊，耗精傷陰，體內敗濁瀰散，進一步影響氣化開闔，勞傷腎體，消耗元氣，煎熬真陰。汙穢敗濁內蘊是慢性腎功能不全病程中的中心環節，腎體勞傷致汙穢敗濁內蘊，汙穢敗濁內蘊又進一步勞傷腎體。久病多瘀，久病入絡，久病多虛是慢性腎衰的特點。所以治療當從活血化瘀，通腑瀉濁入手，再辨證施以補氣血，調陰陽，固其本也利於活瘀化濁。活腎湯方中丹參、紅花、益母草、三七活血化瘀；沈香行氣降濁；土茯苓、黃芩、地龍利水清濁；大黃通腑瀉濁，牛膝引藥下行。再辨證加入益氣滋陰藥以固其本，使血脈貫注通暢，水道開闔有司，氣機升降有序，敗濁從二便排出，氣陰得到補滋，臟器得以堅固，糾正全身或局部的血流動力異常，改善腎微循環，促進新陳代謝，增強全身和腎臟的免疫能力和功能恢復。

16.滋腎降濁湯 ㉙

【藥物組成】 大生地20～30克，淮山藥10～15克，金櫻子10～15克，女貞子10～15克，枸杞子10～15克，茯苓12～15克，澤瀉12～15克，炒白朮12～20克，陳皮8～10克，赤白芍各12～15克，丹參15～20克，龍骨、牡蠣各24～30克。

【加減變化】 皮膚甲錯、面色黧黑加益母草、當歸；噁心嘔吐加薑半夏、淡竹茹；神疲倦怠，尿蛋白增多加黃芪、芡實、蟬衣或蘇葉；口中有異味，加黃連、二花；頭暈頭痛，加天麻、菊花；皮膚搔癢、皮下瘀斑加地膚子、白蘚皮、丹皮、白茅根；大便燥結，加玄參、大黃；腰痛、浮腫、尿少，加牛膝、車前子、菟絲子。

【功效】 滋腎健脾，活血降濁。

【適應病症】 慢性腎功能不全肝腎虧虛，濁毒瘀血內阻者。

【用藥方法】 上藥每劑煎2次，藥水合併後濃縮至300ml，早晚各150ml，2個月為1療程。

【臨床療效】 治療30例，其中顯效（症狀、體徵基本消失，尿液、腎功能明顯改善，血中尿素氮下降60%以上或恢復正常）10例，占33.3%；有效（症狀、體徵改善，尿液、腎功能有改善）16例，占53.3%；無效（治療1個療程後臨床症狀及實驗室檢查無改善）4例，占13.3%；惡化（治療1個療程後臨床症狀及實驗室檢查較原來加重）0例。總有效率86.7%。

【經驗體會】 慢性腎功能不全，屬中醫「水腫」、「關格」、「虛損」、「癃閉」範疇，是一組難治的腎病綜合徵。由於久病多虛、多瘀，患者常因感染濕熱、毒邪而致邪毒傷津，出現陰虛證；患者脾虛納少，穀不

㉙ 夏善玲等，〈滋腎降濁湯為主治療慢性腎功能不全30例臨床觀察〉，《實用中西醫結合雜誌》，1995，(8)：593。

化精，精血不足，腎精虧虛亦可出現陰精不足證；該病病程長，腎不藏精，精液外泄，尿蛋白丟失過多，加重了陰精損耗，有些患者因服激素和消腫利尿藥，可致陰精耗損。因此臨床上出現一些陰虛精少、濕熱傷津的症狀。治療宜滋腎健脾、活血降濁，方能獲效。滋腎可降火、解毒、增液填精，增液亦可通腑降濁；健脾可袪濕化濁；據臨床觀察該類患者後期多有腎經瘀阻、血液流變異常的瘀血徵象，故加用活血化瘀法。滋腎降濁湯即融三法於一體，方中生地滋陰生津、潤腸通腑；枸杞子、女貞子填精益髓；山藥益腎健脾；茯苓、白朮、陳皮健脾袪濕而降濁；金櫻子益腎固精；澤瀉滲濕利水，瀉腎經相火；芍藥、丹參活血化瘀；龍骨、牡蠣軟堅消瘀。諸藥共奏滋腎健脾、活血降濁之功。從而使患者血肌酐、尿素氮降低，尿蛋白減少，糾正貧血，改善腎血流，提高腎功能，延緩腎衰病程。

17.降脂湯 ㉚

【藥物組成】 大黃10克，澤瀉、首烏、山楂、決明子各15克。

【加減變化】 脾腎陽虛加附子、仙茅、仙靈脾；肝腎陰虛加山萸肉、枸杞子、女貞子；氣血虛加黨參、黃芪、當歸、白芍；血瘀明顯加川芎、坤草；濕濁重加藿香、佩蘭；尿少水腫加車前子、葶藶子；噁心泛惡加半夏、竹茹、枳實。

【功效】 袪除濕濁瘀毒。

【適應病症】 慢性腎炎腎功能不全濕濁瘀毒內阻者。

【用藥方法】 水煎服，日1劑，治療3個月。

【臨床療效】 治療35例，其中顯效（血肌酐降至正常或下降大於177 umol/L，腎衰症狀明顯改善）15例；有效（血肌酐下降但未超過177umol/L，症狀有所改善）16例；無效（病情無改變或加重）4例。總有效率88.5%。

㉚ 張福生，〈降脂湯治療慢性腎功能不全35例〉，《遼寧中醫雜誌》，1995，(12): 547。

【經驗體會】慢性腎功能不全屬中醫的「水腫」、「關格」、「溺毒」等範疇。病理變化虛中夾實，錯綜複雜。作為標實之邪的濕濁瘀毒是病變持續發展和腎功能進行性惡化的重要原因，血脂升高，脂蛋白代謝異常可以認為是這一類的病邪物質，這些濁毒物瀦留體內，壅滯腎絡，阻遏氣機升降，使腎臟氣化功能受阻，終至腎萎。現代醫學研究認為脂質代謝紊亂在慢性腎衰進展中起著重要作用，動物實驗也表明，高脂飲食可加重腎組織及腎功能損害，低脂飲食可阻抑腎小球硬化和基質擴張，減輕腎臟損傷；同時，脂質代謝紊亂還可以通過生成氧自由基，誘導血小板凝集和釋放，干擾前列腺素合成等多種機制損傷腎小球的結構和功能。因此，祛除濕濁瘀毒，糾正脂質代謝紊亂，可起到改善腎功能延緩慢性腎衰發展的作用。降脂湯主要選擇具有降脂作用的中藥組成，其中大黃尚有抑制膜細胞增殖、改善腎組織高代謝狀態的作用；首烏和山楂能提高SOD活性，抑制LPO產生，減輕自由基對機體的損傷。臨床觀察表明患者治療後血脂改善，SOD升高，LPO降低；提示降脂湯可通過改善脂質代謝紊亂和減輕自由基對機體的損害而起到延緩腎衰發展和改善腎功能的作用。本方對早、中、晚期腎衰患者都有效。

18.補虛瀉濁方 [31]

【藥物組成】黨參20～30克，茯苓15～20克，製軍6～15克，丹參20克，製首烏、全當歸、雞血藤各15克。

【加減變化】陰虛者加山萸肉、杞子、黃精各15克；陽虛者加仙靈脾、鹿角片各15克，肉蓯蓉30克。

【功效】補虛瀉濁。

【適應病症】慢性腎炎腎功能不全脾腎虧虛，濕濁內阻者。

【用藥方法】水煎服，每日1劑，20天為1療程，治療2～3個療程。

[31] 張小如等，〈補虛瀉濁方治療慢性腎功能不全30例臨床觀察〉，《浙江中西醫結合雜誌》，1997，(1)：28。

同時控制感染，糾正酸中毒及失水，注意水電解質平衡及優質低蛋白飲食。

【臨床療效】 顯效（臨床症狀明顯好轉，Scr 較治療前下降 100umol/L，BUN 下降 3.0mmol/L，血液流變學，脂質代謝明顯改善）12 例（其中氮質血症 10 例，尿毒症早期 2 例）；有效（臨床症狀明顯好轉，Scr、BUN 有所下降，其他化驗指標有所改善）10 例（氮質血症 8 例，尿毒症早期 2 例）；無效（臨床症狀和實驗室檢查無改善或惡化）8 例。總有效率 73.3%。

【經驗體會】 CRF 對人類的健康和生命可造成很大危害，尤其從氮質血症進入到尿毒症期，現代醫學對其治療以替代治療（透析、腎移植）為主。但是透析的非生理性、移植配型方法的不完善及供腎不足、費用昂貴等，嚴重影響本病的治療。中醫學認為本病是多種疾患的後期表現，久病必虛，或脾腎陽虛，或肝腎陰虛，或陰陽兩虛，正氣嚴重受損，濕濁不得下泄，蘊留體內成痰、生瘀、化熱、動風等等。因此，其發病機理集中體現於「虛」與「濁」。筆者採用補虛瀉濁之法，針對其病機。方中黨參、茯苓、黃精、首烏、當歸健脾益氣生血；山萸肉、杞子、仙靈脾、肉蓯蓉、鹿角片或補腎陰，或溫腎陽，從而提高機體免疫力；大黃蕩滌積滯血液中穢濁之邪，促進氮代謝產物排泄；丹參、雞血藤活血化瘀，降低血液粘稠度，減少腎小球內凝血。本療法對改善腎功能，調整脂質紊亂和降低血液粘稠度，減少腎小球內凝血，增強體質，提高免疫能力均有一定的效果。臨床觀察發現，該法對氮質血症療效 (90%) 較尿毒症 (40%) 為佳，說明中藥對 CRF 早、中期的防治較好。

二、中藥灌腸方

1. 腎衰瀉濁方 [32]

【藥物組成】 生大黃、龍骨、牡蠣各 15～30 克，槐米 30 克，肉桂

[32] 曹恩澤等，〈中藥保留灌腸治療慢性腎功能衰竭臨床觀察〉，《中西醫結合雜誌》，1987，(7)：429。

10克。

【功效】溫陽瀉濁。

【適應病症】用於慢性腎小球腎炎引起的慢性腎功能衰竭患者，血尿素氮BUN>25mg/dl，或血肌酐Cr>2mg/dl，同時伴有噁心、嘔吐、乏力、納差、頭暈、尿少、浮腫等症狀。

【用藥方法】以上藥濃煎成150ml，加錫類散1～2支，每支0.3克，每日保留灌腸1次（保留時間不少於1～2小時）。2週為1療程，休息1～2週後可進行第2個療程。

【臨床療效】治療25例，顯效15例，有效5例，無效5例，總有效率80%。

【經驗體會】據現代實驗研究，大黃能使血中BUN、Cr下降，有加速尿素循環，降低BUN的作用；肉桂對外周血管有直接擴張作用，能改善血運，增加腎血流灌注量，促進利尿。兩藥合用，互制其弊，相得益彰。槐米涼血止血，防止出血傾向。龍骨、牡蠣鎮靜以安神，平肝以潛陽，有一定降血壓作用。錫類散主要成份為青黛、牛黃等，專解毒化腐。全方能通便瀉濁，宣通氣機，鎮靜安神，促進代謝毒廢產物從腸道排泄，以減輕健存腎單位的負擔，達到治療目的。

2. 導毒靈 [33]

【藥物組成】大黃30克，附子30克，蒲公英20克，石菖蒲15克，牡蠣15克。

【功效】通腑導毒。

【適應病症】適用於慢性腎功衰竭尿毒症期。臨床表現為倦怠，乏力，食慾不振，精神萎靡，噁心嘔吐，腹痛腹瀉，明顯至煩躁不安，譫妄，昏迷。實驗室檢查：尿素氮高於25mg%，肌酐大於4mg%或二氧化碳結合力降低40%以下。

---

[33] 譚同來，〈導毒靈灌腸治療尿毒症19例〉，《湖南中醫雜誌》，1988，(6)：38～39。

【用藥方法】納水400ml，煎成濃汁120ml，去渣，高位保留灌腸。每天1次，1週為1療程。

【臨床療效】配合中藥分型治療19例，治癒2例，顯效12例，有效4例，無效1例，總有效率94.74%。

【經驗體會】尿毒症多係邪濁傷腎，命門火衰，濁陰不出下竅所致，病程長者，臨床多出現「虛」、「瘀」夾雜。其病情演變不外乎陽不內守，真陰敗竭，元海無根；或陽損及陰，陰分耗虧，虛風內動。故臨床治療宜調整陰陽、瀉濁利尿、通腑導毒、活血散結、育陰潛陽。方中大黃、蒲公英解毒通絡、破滯蕩積；附子、石菖蒲溫陽通竅；牡蠣斂陰固澀，軟堅散結。諸藥相配灌腸，通腑導毒，能解除氮質代謝產物瀦留引起的反應，其降尿素的有效率為100%，對二氧化碳結合力影響不大，對併發有呼吸衰竭者，則應配合使用西藥，以提高療效。

3. 活腎I號 [34]

【藥物組成】生大黃、丹參、牽牛子各30克，淡附片10克，全蠍6克。

【功效】活血瀉濁。

【適應病症】用於慢性腎功衰竭濁毒鬱滯、血行不暢者。主要表現噁心嘔吐，納差，乏力，胸悶，心慌，或有浮腫，舌紫暗，苔白膩，脈澀。

【用藥方法】以上藥物濃煎至150ml，加入矽炭銀粉末3克，保持藥溫37℃，以橡皮肛管插入肛門內約18cm，緩慢將藥液灌入，保留2小時左右。每日1次，20天為1療程，一般治療3個療程。在治療期間根據患者情況可給予低蛋白飲食，糾正電解質紊亂及酸鹼平衡失調以及抗感染、利尿等。

【臨床療效】治療25例，顯效11例，占44%；有效9例，占36%；無效5例，占20%。總有效率80%。

[34] 魏江磊，〈活腎I號灌腸治療慢性腎功能不全25例療效觀察〉，《安徽中醫學院學報》，1989，(1)：27～30。

【經驗體會】慢性腎功能衰竭屬於中醫「癃閉」、「關格」的範疇。根據中醫「久病必瘀」、「久病入絡」理論，運用血液流變學手段檢測發現該類患者血液粘稠度有升高，故以化瘀通絡為原則擬定本方。方中丹參、全蠍化瘀通絡，大黃、牽牛子瀉濁解毒，附片溫腎，矽炭銀粉具有吸附作用，促使有害物質從機體內排出。試驗研究表明丹參提取物可調整和逆轉腎臟的損害，增加腎臟血流量和腎小球濾過，改善血液粘稠度；全蠍所含的全蠍素能興奮心血管，全蠍酸鈉鹽可促進腸管運動，改善腸道血液供應；牽牛子能刺激腸道分泌；大黃可以改善氮質代謝，使其合成減少而排泄增加。由於方中丹參、全蠍對出、凝血機制有影響，故有出血傾向者不宜服用。

4. **大黃煎劑** ㉟

【藥物組成】生大黃40克，製附子、生龍骨、生牡蠣、槐米、甘草各15克。

【功效】扶陽降濁，滋補脾腎。

【適應病症】用於慢性腎炎腎功能衰竭，脾腎陽虛，濕濁內阻者，症見血肌酐、尿素氮增高，伴頭暈乏力，食慾不振，嗜睡，噁心嘔吐，或有貧血，酸中毒。

【用藥方法】加水煎至500ml，保留灌腸。患者取右側臥，頭低臀高位灌腸，每次100ml，保留1小時。每日早晚各1次，7天為1療程，休息3天。

【臨床療效】配合常規西藥治療34例，氮質血症22例中完全緩解6例，部分緩解12例，無效4例；尿毒症12例中完全緩解2例，部分緩解5例，無效5例。總緩解率73.5%，無效率26.5%。

【經驗體會】慢性腎衰是各種慢性疾病腎組織漸進性損害。中醫學

㉟ 範志嵐等，〈大黃煎劑灌腸治療慢性腎功能衰竭34例療效觀察〉，《中西醫結合雜誌》，1989，(12)：768。

認為它的病機除正氣虛衰外，濕濁內生，腎絡瘀阻是病情惡化的主要原因之一。因此治療宜扶陽降濁，滋補脾腎。方中大黃有通腑降濁及降解血中分子含氮化合物的毒性作用；附子溫補脾腎；甘草對體內源性代謝產物及細菌有降解作用；龍骨、牡蠣入腎經，安神斂汗攝精養陰，與甘草協同能緩解大黃的致瀉作用；槐米涼血止血，防止出血傾向。治療後患者血肌酐、尿素氮、酚紅排泄率都有明顯降低。

5. 陳氏大黃灌腸湯 [36]

【藥物組成】 生大黃15～30克，生牡蠣30～60克，槐花30克，六月雪30克，益母草30克。

【功效】 解毒降濁，活血化瘀。

【適應病症】 適用於慢性腎功能衰竭濁毒內阻者。臨床表現為血中氮質瀦留伴有不同程度的浮腫，嘔吐，厭食，乏力，腰痠腿軟，便秘，或有嗜睡、氣短、心慌、尿少等症。

【用藥方法】 煎成200ml，每日1次或2次灌腸，5天為1療程，停2天，以病人每日瀉便2～3次為度。

【臨床療效】 配合西藥對症處理治療54例，顯效13例，占24.2%；有效11例，占20.4%；穩定14例，占25.9%；無效16例，占29.5%。總有效率71.5%。

【經驗體會】 通過對國內運用中藥灌腸治療慢性腎衰的藥方分析，其中以大黃、牡蠣、益母草、槐花配伍重複最多，故本方在此四味藥的基礎上加六月雪而成，具有解毒降濁、活血化瘀和推陳致新等功能，對慢性腎衰患者濕濁、毒邪、瘀血的排泄有著一定的作用。臨床觀察發現本方對氮質血症期濕毒中阻，胃氣上逆療效較好，宜早用不宜遲用，同時應給予低蛋白飲食，間斷使用灌腸法，達到延緩慢性腎衰病程的目的。

---

[36] 陳岱，〈大黃為主保留灌腸治療慢性腎衰的探討附54例療效分析〉，《黑龍江中醫藥》，1991，(6)：12～13。

有報導大黃降低尿素氮是通過減少腸道對氨基酸的吸收，升高血中必需氨基酸濃度，利用體內氨基酸重新合成蛋白質而起作用的。

本組病例觀察，灌腸方雖對緩解臨床症狀、降低尿素氮有作用，但對貧血的改善、肌酐下降無明顯意義。大部分患者尿素氮下降但血色素並未上升，尿素氮降低和血色素升高不呈平行關係，所以尿素氮下降可能和灌腸後大量水分及部分毒素從腸道排出，減輕容量負荷有關。

6. 康氏大黃灌腸方 [37]

【藥物組成】 大黃10～30克，牡蠣30克，蒲公英20克。

【功效】 瀉濁解毒。

【適應病症】 用於慢性腎炎腎功能衰竭血肌酐、尿素氮增高，中醫屬濕濁水毒內阻者。臨床表現有不同程度的乏力、厭食、噁心、嘔吐，部分病人有皮膚搔癢、手足麻木、淡漠、反應遲鈍、嗜睡、肌肉震顫、心慌氣短、鼻衄等症狀，大多數病人大便乾燥。

【用藥方法】 將上藥研細末，用滾開水600～800ml浸泡30分鐘，攪勻待涼至38.4℃，低位保留灌腸，保留時間一般為20分鐘。每日1次，個別病例每日灌腸治療2次，以病人每日瀉便2～3次為宜。

【臨床療效】 治療50例，有效37例，無效13例，有效率74%。

【經驗體會】 筆者認為大黃灌腸治療慢性腎功能衰竭的機理為：①藥液在結腸內直接發揮作用，使結腸運動增強而排便次數增多，清除尿毒素；②藥液在腸道內吸收後，抑制蛋白質分解，加速氨的再利用；③大黃有抗菌、消炎、活血止血、健胃、降壓利尿作用。蒲公英具有清熱解毒、抗菌消炎作用，且能促進蠕動，與大黃合用，可增強後者導瀉的作用。牡蠣具有促進凝血和收斂的作用，與大黃合用，能增強大黃止血和減少大黃的副作用。本組病例，在治療期間，出血症狀出現較少，有

[37] 康子琦等，〈大黃灌腸方治療慢性腎功能衰竭〉，《雲南中醫雜誌》，1993，(5)：21～28。

消化道出血者，糾正較快，可能與此有關。

7.軍坤湯 ㊳

【藥物組成】大黃40克，益母草30克，牡蠣30克，熟附子15克。

【功效】瀉下通腑，活血化瘀。

【適應病症】慢性腎炎腎功能不全引起腎衰者。

【用藥方法】將上藥加水至500ml，煎至100ml，待溫度降至37℃時灌腸，保留1小時，每日1次，連續10次為1療程，休息5天，再行第2療程。

【加減變化】陽虛者加肉桂；陰虛者去附子；血壓高者加槐米、赤芍；大便帶血者加地榆炭；小便有膿細胞者加蒲公英、黃柏。

【臨床療效】治療後患者尿素氮(BUN)明顯下降；血肌酐(Scr)有所下降。

【經驗體會】軍坤湯保留灌腸治療腎功能不全，方中取大黃為主藥，瀉下通腑，使聚集體內的水分和濕毒從腸道排出。益母草活血利水，改善瘀血。牡蠣吸附腸道毒素，排出體外，因有收斂作用，可使大黃瀉而不猛。附子溫補腎陽，疏通百脈，宣導諸藥，與大黃相伍，袪邪而不傷正。臨床觀察表明軍坤湯具有清除以BUN為主的尿毒症毒素的作用，且對不同毒素清除能力不同。可能與以下機制有關：①軍坤湯通過牡蠣之吸附及大黃的導瀉作用，可使腸內毒素排出，即所謂的結腸透析。由於CRF患者體內尿素等代謝產物瀦留，血液瀰散到腸道的尿素量增加，使小腸液尿素濃度較高，因而清除效果較好。由於不同毒素在小腸內濃度差異較大，因而清除效果不同。②可能有使小腸粘膜尿素酶分解尿素產生氨效率增高的作用。③肝臟利用體內氨基酸分解產物為氨合成蛋白，使尿素量合成減少。④抑制蛋白分解作用。

㊳ 武文斌等，〈軍坤湯保留灌腸治療慢性腎功能不全26例臨床研究〉，《山東中醫雜誌》，1995，(3)：105。

8. 灌腸方 [39]

【藥物組成】 大黃、丹參、黃柏等。

【加減變化】 脾腎陽虛型加肉桂；肝腎陰虛型加生地、赤芍；氣陰兩虛型加黃芪、當歸。

【功效】 解毒降濁，活血化瘀，益氣補血。

【適應病症】 慢性腎炎腎功能衰竭，氮質瀦留導致的貧血。

【用藥方法】 藥用冷水浸泡30分後，煎沸20分，濃縮為200ml，取汁裝瓶備用。每日灌腸1次，保留1～2小時，以大便每日2次為宜，20日為1療程，療程間隔3～5天，一般2～3個療程可以取效。

【臨床療效】 28例CRF患者經中藥灌腸後，症狀明顯緩解，各項指標均有改善。

【經驗體會】 腎性貧血是由於腎間質的損害使促紅素的分泌減少，紅血球生成降低，尿毒症的毒素又使紅血球壽命縮短，使機體對鐵的利用下降而成。毒素還可使血小板功能出現障礙，容易出血而加重貧血。因此排除毒素、補充促紅素是糾正腎性貧血的關鍵，臨床常用透析方法治療，由於諸多原因，患者尚不能普遍得到透析治療。而採用中藥保留灌腸，可有祛邪扶正、祛瘀生新、益氣補血、滋陰補陽的功效，使非透析患者能清除體內毒素，貧血得以改善。筆者選用以大黃、丹參、黃柏為主的中藥灌腸，灌腸後大便次數增多，水腫減輕，血壓下降，頭昏、乏力、納差等症狀緩解。治療前後血肌酐、尿素氮有顯著性差異，血紅蛋白濃度明顯上升。據報導，大黃能使小白鼠排泄肌酐增加，能提高血中必需氨基酸濃度，改善血循環。大黃灌腸能刺激腸壁分泌大量水分，增加尿素氮的排泄，抑制蛋白的分解，從而使血中尿素氮和肌酐含量降低。丹參能降低血粘度，增強免疫力，改善腎臟局部微循環，加快血液流速，促進代謝產物排泄，提高血紅蛋白濃度，並能抑制凝血，啟動纖

[39] 張英，〈灌腸方治療腎性貧血28例〉，《湖北中醫雜誌》，1997，(5)：24。

溶，因此選用丹參作為灌腸的主藥。腎功能衰竭時，常有缺鐵及低鈣高磷血症。筆者選用中藥時，在辨證的基礎上還結合藥物微量元素的含量，選擇含鐵高、含鈣高及含磷低的黃柏、當歸、黃芪、肉桂、生地、赤芍等，以改善患者缺鐵、低鈣和高磷狀態。

三、中藥藥浴方

尿毒浴方 [40]

【藥物組成】麻黃、桂枝、細辛、附子各20克，羌活、防風、當歸各45克，益母草60克。

【功效】行血化水，祛濁排毒。

【適應病症】用於慢性腎炎尿毒症濁毒內阻、血行不暢。症見皮膚搔癢或乾燥，食慾不振，腹脹，噁心嘔吐，神疲乏力，舌暗淡，脈沈澀者。

【用藥方法】上藥共煎成20升備用。病人在38℃浴室內先用藥液熏蒸，待其溫度下降至病人能耐受的溫度時再進行沐浴。每次沐浴30～45分鐘，並不斷揉搓及用梳子梳洗全身皮膚，使全身發汗；也可根據病人的耐受力掌握沐浴時間。每天沐浴2次，可在中午和晚上進行，沐浴後臥床休息入眠。1週為1療程。

【臨床療效】20例病人藥浴4週後，症狀均有明顯改善，血肌酐、尿素氮明顯下降。

【經驗體會】尿毒症屬中醫陰水之範疇，《景岳全書・腫脹》中指出，陰水之病主要是肺、脾、腎三臟功能失調，其本在腎，其標在肺，肺主皮毛，司氣化而通調水道。中藥藥浴就是通過皮毛來激發肺氣，從而起到適調水道的作用。從臨床上看，CRF均有陽虛畏寒之象，且久病多瘀，故筆者在選擇藥浴用藥時側重選用助陽及活血化瘀藥。方中麻黃辛溫開

[40] 孫建功等，〈中藥藥浴治療尿毒症20例療效觀察〉，《浙江中醫雜誌》，1994，(3)：134。

發腠理，桂枝溫經通絡，細辛溫助麻黃發汗，附子與麻黃同用，溫陽祛邪力更強；羌活、防風除濕解毒、疏通經絡，當歸、益母草可活血行血助氣化。諸藥合用，能使血行水化，津氣輸佈，則邪毒可去，諸症可減。本法運用安全簡便，未發現有任何毒副作用。

海峽兩岸中醫學界的空前巨獻

集合北京、山東、上海、江西、成都各中醫藥大學及國立臺灣大學、元培科學技術學院多位學者共同策畫編寫

現代中醫論叢

基礎理論類：中醫基礎理論學、中醫診斷學……等

介紹中醫學理論體系的重要專業基礎和入門課程，包括中醫理論體系的形成和發展，陰陽五行、藏象、氣血津液、經絡、病因病機等重要基本學說，診察病情、辨別證候的基礎理論知識和技能，中醫診療及防治原則等。

臨床診斷類：骨刺中醫論治、中風中醫論治、男科中醫論治、腎炎中醫論治、血液病中醫論治……等

推動中醫藥運用，造福廣大患者，分類收錄當代各病症內服、外敷、熏洗、離子導入、針灸療法之名方、驗方、有效良方，並依症狀臚列方藥組成，不僅條理層次分明、內容詳實，更便利讀者查閱應用。這些方藥和療法的系統資料，定能開擴讀者臨證思路，提高診療水準。

病案討論類：當代中醫婦科奇症精粹……等

依各類病症收錄作者留心積累之典型案例，並精選近四十年來著名中醫書刊奇症驗案效方，每類皆先論理再列治法、方藥、驗案，最後以按語注釋闡明個人觀點體會，搜羅廣泛，嚴謹而詳實。

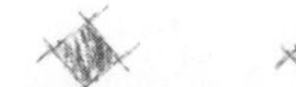 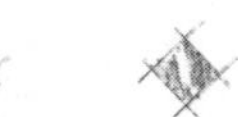 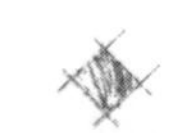 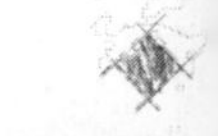